Swati Nandal
Neha Sikka
Ashutosh Kaushik

Implantes em crianças e adolescentes

Swati Nandal
Neha Sikka
Ashutosh Kaushik

Implantes em crianças e adolescentes

ScienciaScripts

Imprint

Cover image: www.ingimage.com

This book is a translation from the original published under ISBN 978-3-659-83214-7.

Publisher:
Sciencia Scripts
is a trademark of
Dodo Books Indian Ocean Ltd. and OmniScriptum S.R.L publishing group

120 High Road, East Finchley, London, N2 9ED, United Kingdom
Str. Armeneasca 28/1, office 1, Chisinau MD-2012, Republic of Moldova, Europe
Printed at: see last page
ISBN: 978-620-8-25067-6

ÍNDICE DE CONTEÚDOS

1. INTRODUÇÃO

O titânio puro e as ligas de titânio são materiais padrão bem estabelecidos em implantes dentários devido à sua combinação favorável de resistência mecânica, estabilidade química e biocompatibilidade (Brunette *et al.*, 2001)[1] . A integração dos implantes de titânio com o osso circundante é fundamental para o sucesso da regeneração óssea e da cicatrização do implante dentário. O conceito de osseointegração foi descoberto por Brânemark e o seu colaborador e teve uma influência dramática no tratamento clínico dos implantes orais. A primeira geração de implantes clínicos de titânio utilizados com êxito, que foram maquinados com uma textura de superfície lisa, aproxima-se atualmente dos 50 anos de utilização clínica.[2]

O titânio tem sido utilizado nos últimos 30 anos em aplicações dentárias. Provou ser compatível e resistente à corrosão através da formação de uma camada de superfície de óxido de titânio inerte. No entanto, existem vários estudos que provam que o titânio pode ter uma influência negativa no metabolismo celular e, por conseguinte, pode causar alguns danos.[3]

Ao contrário do titânio, os materiais totalmente cerâmicos têm uma tendência reduzida para a corrosão. Os materiais cerâmicos são relativamente inertes e de baixa solubilidade. Apresentam também, carateristicamente, uma boa resistência à temperatura e uma baixa condutividade eléctrica. Os aspectos negativos do titânio acima mencionados estão ausentes nos materiais cerâmicos. Os materiais cerâmicos, como o óxido de alumínio ou o óxido de zircónio, são utilizados em medicina dentária há vários anos. Os sistemas totalmente cerâmicos são tradicionalmente utilizados para pequenas pontes, coroas, inlays e facetas, mas também são utilizados para a reconstrução após implantes dentários. Recentemente, a zircónia foi introduzida em várias configurações como uma alternativa ao trabalho de coroas e pontes à base de metal.[3]

A elevada resistência e biocompatibilidade levaram a que a zircónia fosse adoptada para uma série de aplicações biomédicas, tais como implantes auditivos, nos dedos e na anca, e em medicina dentária (postes, coroas e pontes, implantes). A cor e as propriedades biotécnicas do óxido de zircónio permitem a sua utilização para produzir restaurações dentárias e de implantes dentários com uma estética qualitativamente superior. Até à data, apenas existem ensaios em animais relativos à utilização de implantes de óxido de zircónio. Até à data, não existem dados clínicos a longo prazo sobre a utilização destes implantes.[3]

Em pacientes adultos, o sucesso dos implantes depende da qualidade e quantidade do osso, do planeamento do tratamento, de uma técnica cirúrgica sólida, de próteses de restauração ideais e de uma boa higiene oral a longo prazo. Os mesmos factores aplicam-se à colocação de implantes em crianças e adolescentes, mas a diferença única e crítica entre pacientes pediátricos e adultos é que as crianças têm um crescimento dentário e esquelético contínuo, o que pode tornar os resultados menos previsíveis. Apenas alguns relatórios abordaram especificamente a utilização de implantes endósseos em crianças.[4]

As lesões traumáticas e as doenças, como as displasias ectodérmicas, a ausência congénita de dentes ou a oligodontia, podem levar a crianças desdentadas. Isto pode ser uma fonte de imenso trauma psicológico para a criança, bem como afetar o desenvolvimento orofacial. Geralmente, a única forma de reabilitação destes dentes é através de próteses removíveis, uma vez que o crescimento restringe a utilização de aparelhos fixos. Do ponto de vista da criança, uma prótese removível não é uma opção muito desejável, pois depende da colaboração do paciente. Além disso, é difícil de manter, conduz a um aumento da taxa de cáries, doenças gengivais e reabsorção óssea associada à prótese. Para além disso, existe a necessidade de voltar a fabricar uma nova prótese de tempos a tempos para compensar o crescimento craniofacial. Para ultrapassar estes inconvenientes, seria desejável restaurar a dentição destas crianças através de implantes em vez de próteses removíveis.[5]

A utilização de implantes num indivíduo em crescimento difere significativamente dos implantes colocados num paciente adulto. Nos adultos, é tida em consideração a qualidade e quantidade óssea, o potencial funcional, a estética e o desenho do aparelho. Nas crianças, são necessárias considerações semelhantes; no entanto, existe um fator adicional, o crescimento. Ocorre uma grande variedade de alterações tanto na dentição como nos maxilares do doente em crescimento. Só reconhecendo essas alterações é possível adotar uma abordagem racional aos implantes no indivíduo em crescimento. Uma vez que os implantes dentários para crianças são uma nova modalidade de tratamento, o impacto que uma prótese suportada por osso pode ter no crescimento facial ou, inversamente, a forma como o crescimento pode influenciar a longevidade e a estética do implante é incerto.[6]

Existem duas preocupações principais. Em primeiro lugar, se os implantes estiverem presentes durante vários anos de crescimento facial, existe o perigo de ficarem encaixados, deslocados ou deslocados à medida que os maxilares crescem. Qualquer um destes resultados é possível porque os implantes, ao contrário dos dentes, não são capazes de erupção compensatória ou outros movimentos fisiológicos.[6]

A segunda área de preocupação é o efeito de uma prótese no crescimento - pode uma prótese rígida ligada a implantes que ligam uma área de crescimento inibir a atividade nessa área? Como corolário, existem alterações de design que devem ser incorporadas numa prótese deste tipo para compensar as alterações de crescimento? O crescimento craniofacial e o desenvolvimento dentário são assuntos complexos que têm sido extensivamente investigados e documentados. Felizmente, as áreas importantes de crescimento e desenvolvimento relativas à colocação de implantes estão limitadas às arcadas maxilar e mandibular.[6]

Assim, o aspeto mais importante a ter em conta na colocação de implantes em crianças é o efeito do crescimento. Uma vez que se trata de fixações rígidas, qualquer colocação incorrecta pode ter consequências graves no crescimento e desenvolvimento das arcadas, traumatismos nos botões dentários em desenvolvimento ou um desvio do trajeto de um dente em erupção.[5]

Por conseguinte, os médicos devem compreender os potenciais riscos envolvidos na colocação de implantes em maxilares que ainda estão a crescer e a desenvolver-se e considerar o efeito que os implantes têm no crescimento craniofacial.

2. HISTÓRIA

Os antigos chineses, há 4000 anos, os egípcios, há 2000 anos, e os incas, há 1500 anos, sabiam utilizar os implantes em forma de raiz.[7] O primeiro registo de implantes endósseos (implantes que são embutidos no osso) é da civilização Maia, 1.350 anos antes de PerIngvar Branemark começar a trabalhar com titânio.[8] A história mais recente foi em 1809, quando Maggiolo introduziu o uso de ouro na forma da raiz do dente. Em 1887, Harris relatou a utilização de porcelana e no início do século XX. Lambotte fabricou implantes de vários materiais e identificou a corrosão desses metais nos tecidos do corpo. Em 1909, Greenfield apresentou um desenho de gaiola treliçada, feita de iridioplatina.[7]

Durante uma escavação de cemitérios maias nas Honduras, em 1934, os arqueólogos descobriram um fragmento de maxilar de 600 d.C., que pertencia a uma mulher na casa dos 20 anos. Esta tinha três pedaços de concha em forma de dente colocados onde faltavam três dos seus incisivos inferiores. Durante 40 anos, os arqueólogos pensaram que estas conchas tinham sido colocadas post-mortem, como faziam os antigos egípcios.[8] No entanto, em 1970, o Professor Amadeo Bobbio, um perito dentário brasileiro, estava a estudar o maxilar e tirou uma série de radiografias. Verificou que havia formação de osso compacto à volta de dois dos implantes, o que o levou a concluir que os implantes tinham sido colocados quando a mulher estava viva e não depois de ter morrido. Durante a vida da mulher, os seus implantes funcionaram como dentes verdadeiros.[8]

Em 1938, Strock introduziu a liga cirúrgica de cromo-cobalto-molibdénio para implantes. Em 1946, concebeu um implante de parafuso de duas fases que era implantado sem um pilar permucoso. O primeiro implante submerso colocado por Strock estava a funcionar mesmo 50 anos mais tarde. A interface do implante foi descrita na altura como "anquilose", o que pode ser equiparado ao termo clínico "fixação rígida".[7]

Em 1948, Formiggini desenvolveu o primeiro implante de parafuso espiral metálico bem sucedido e é considerado o "Pai da Implantologia Endóssea Moderna".[7] O primeiro implante sub-periosteal foi originalmente desenvolvido e colocado nos Estados Unidos por Gershokoff e Goldberg em 1949. Mais tarde, foram colocados milhares de implantes deste tipo. No entanto, o advento dos implantes de duas fases em forma de raiz endóssea afectou os casos subperiosteais que têm mais de 10 mm de osso vertical residual disponível na área sinfisária da mandíbula. O implante transmandibular também pode ser uma opção para casos com menos de 7 mm de osso vertical sinfisário.[7] Os implantes endósseos podem ser em forma de raiz ou em forma de lâmina. Os implantes em forma de raiz são mais frequentemente utilizados para a restauração de arcadas parcial ou totalmente edêntulas.[7]

Nos anos 50, investigadores da Universidade de Cambridge, em Inglaterra, estudavam o fluxo sanguíneo in vivo. Conseguiram desenvolver um método de fabrico de uma câmara de titânio, que foi depois colocada no tecido mole das orelhas de coelho.[8] Em 1952, um cirurgião ortopédico sueco chamado Per-Ingvar Branemark estava interessado em estudar a regeneração e a cicatrização óssea. Utilizou a "câmara da orelha de coelho" concebida por Cambridge nos fémures dos coelhos. Meses mais tarde, tentou remover as câmaras de titânio dos coelhos, mas descobriu que não conseguia. Branemark reparou que o osso se tinha "fundido" à volta do titânio, o que tornava impossível a sua remoção. Branemark continuou a efetuar mais experiências com animais e seres humanos, tendo todas elas confirmado esta propriedade única do titânio.[8] Branemark é conhecido como o pai da implantologia dentária.[8]

Entretanto, o Dr. Stefano Melchiade Tramonte, um médico italiano, sabia que o titânio podia ser utilizado em restaurações dentárias. Desenvolveu o seu próprio parafuso de titânio para suportar a sua prótese dentária e começou a utilizá-lo nos seus próprios pacientes em 1959. Os resultados dos seus estudos clínicos foram publicados em 1966.8

Em 1960, o implante de lâminas de titânio foi introduzido por Linkow.[7] O termo "osseointegração" foi definido pela primeira vez por Branemark. Realizou estudos experimentais exaustivos sobre a circulação microscópica da cicatrização da medula óssea, que influenciaram grandemente os conceitos de implantes. Um dos sistemas de implantes mais conhecidos e utilizados em todo o mundo é o sistema Branemark.[7] Em 1965, os "implantes Branemark" foram colocados em pacientes pela primeira vez. Ao contrário dos seus antecessores, Branemark estudou todos os aspectos da conceção de implantes, incluindo os fenómenos biológicos, mecânicos, fisiológicos e funcionais relativos ao sucesso do implante endosteal.[7]

O cilindro intramóvel (IMZ) tem sido utilizado clinicamente desde 1974, com um componente elástico de compensação inserido entre o implante e a superestrutura protética. No mesmo ano (1974), o implante Tubingen foi desenvolvido pelo Prof. Schulte. O implante imediato Frialit-Tubingen é o primeiro sistema de implante em forma de raiz adaptado ao alvéolo, feito de bio-cerâmica com lacunas regularmente espaçadas. O sistema de implantes Frialit-2, introduzido mais tarde (1992), é um desenho análogo à raiz em forma de cilindros escalonados e parafusos escalonados. O sistema de implantes ITI Bone fit foi desenvolvido pela "International Team for Implantology" (ITI) e consiste em três tipos básicos diferentes: cilindro oco, parafuso oco e parafuso sólido, podendo ser um sistema de uma ou duas fases. O sistema de duas fases é colocado transgengivalmente, ao contrário dos outros sistemas.[7]

Em 1977, a Straumann Co. em colaboração com o Dr. Phillipe Ledermann, desenvolveu o implante de tipo parafuso TPS (Titanium Plasma Sprayed) semelhante ao implante de parafuso ITI de fase única. Este implante foi concebido principalmente para utilização na mandíbula desdentada.[7]

O sistema de implantes Ha-Ti (Hand- Titanium), utilizado clinicamente desde 1985, é um implante cónico de titânio puro, com roscas auto-roscantes. Durante séculos, as pessoas tentaram substituir dentes em falta utilizando implantes.[7] Em 1987, Weiss afirmou o desenvolvimento de um tecido conjuntivo peri-implantar funcionalmente orientado que amortece ou absorve as forças da mastigação, "a integração fibro-óssea". Um relatório clínico inicial apresenta a restauração de um incisivo lateral maxilar com implantes do tipo lâmina num caso de rebordo estreito de 1,2 mm de largura, com um sucesso clínico de 12 anos. Alguns exemplos de formas de lâmina são Biolox (fabricado a partir de óxido de alumínio) e Osteoplate-2000, Oraltronics.[7]

O atual foco de interesse na implantologia dentária é a aplicação de materiais cerâmicos para o fabrico de pilares de implantes, bem como para implantes dentários. Os materiais cerâmicos de eleição são atualmente a alumina e a zircónia.[9]

Embora a zircónia tenha a mesma forma que os implantes de titânio, estes têm tido mais sucesso durante a cirurgia ortopédica. O zircónio também tem a vantagem de ser mais estético. No entanto, é necessária mais investigação antes de os implantes de zircónia de peça única poderem ser utilizados na prática diária, uma vez que os resultados têm variado.[9]

Um número significativo de empresas fabricantes produz uma variedade significativa de implantes. De acordo com uma revisão sistemática que avaliou os resultados clínicos de vários tipos de implantes, alguns estudos mostram que a perda óssea marginal associada ao implante cilíndrico IMZ é maior do que a do sistema Brânemark ou do Straumann ITI. Relativamente aos implantes com superfícies lisas (superfície maquinada), o risco de peri-implantite é 22% inferior ao dos implantes com superfícies rugosas.[10] Nos últimos anos, tem-se registado um grande desenvolvimento científico na conceção, geometria, materiais e técnicas dos implantes, a fim de melhorar a facilidade de colocação e o sucesso do tratamento com implantes.

3. CRESCIMENTO FACIAL

O crescimento craniofacial e o desenvolvimento dentário são assuntos complexos que têm sido extensivamente investigados e documentados. Felizmente, as áreas importantes de crescimento e desenvolvimento relativas à colocação de implantes estão limitadas às arcadas maxilar e mandibular.[6]

Para facilitar a compreensão, o crescimento dos maxilares é normalmente discutido de acordo com a sua direção de manifestação: transversal, ântero-posterior (sagital) e vertical. O crescimento da mandíbula e da maxila segue uma cronologia distinta, com uma conclusão do crescimento primeiro num plano transversal, depois no plano sagital e só numa fase posterior num plano vertical. É importante perceber que, em relação aos implantes, um deslocamento de todo o complexo ósseo (via crescimento sutural) será seguido por implantes orais e, como tal, não cria um risco maior, a menos que a reabilitação protética atravesse a sutura. No entanto, a remodelação óssea (também designada por deriva e definida como a remodelação do osso através da reabsorção selectiva em algumas áreas da sua superfície e da aposição/deposição noutras áreas) não é seguida por implantes. As alterações ósseas na maxila após os 7 anos de idade consistem, em dois terços, em remodelação, aumentando significativamente o risco relativamente à posição final de um implante.[11]

Um conhecimento básico do crescimento facial é fundamental para avaliar a reação de um implante no adolescente. Um implante osseointegrado comporta-se como um dente primário anquilosado porque ambos não têm ligamento periodontal. O ligamento periodontal tem uma função importante na erupção dos dentes e na adaptação ao crescimento dentoalveolar e facial, não só verticalmente, mas também nas dimensões anteroposterior e transversal. Os primeiros estudos em animais demonstraram que os implantes osseointegrados permanecem fixos na sua posição inicial e não se adaptam às alterações de crescimento.[12]

Crescimento do esqueleto maxilar

Alterações esqueléticas anteroposteriores. A face média cresce geralmente numa direção descendente e anterior em relação à base anterior do crânio (Fig. 1). O crescimento da maxila está intimamente associado ao crescimento da base do crânio, mas apresenta maiores alterações dos 4 anos até a idade adulta do que a base do crânio. O crescimento da maxila ocorre como resultado tanto do deslocamento passivo quanto do alargamento. O deslocamento passivo ocorre quando a maxila é levada para baixo e para frente pelo crescimento dos tecidos ósseos em que se baseia. Durante a primeira infância (período da dentição primária), o crescimento passivo é um fator importante no crescimento da maxila, mas torna-se menos importante à medida que as suturas anteriores (sincondroses) da base do crânio se fecham.[13] Após os 7 anos de idade, aproximadamente um terço do crescimento da maxila é explicado pelo deslocamento passivo, a mudança na posição da maxila que é causada pelo crescimento dos ossos nos quais a maxila se baseia. Os outros dois terços do crescimento da maxila ocorrem como resultado do aumento da própria maxila.[13] O aumento do maxilar é variável entre os indivíduos (Fig. 2) e é particularmente importante para o comportamento dos implantes.[14]

Alterações esqueléticas transversais. À medida que ocorre o crescimento transversal da base do crânio, a face média se expande em harmonia, primeiro nas suturas sagitais que vão da sutura metópica do osso frontal até o forame magno e, mais tarde, por remodelação por deriva após o fechamento das suturas. É principalmente a sutura palatina mediana da maxila que permite que a face média sincronize seu crescimento lateral com o da base do crânio acima. O crescimento em largura da sutura mediana acelera na puberdade e é o fator mais significativo no crescimento transversal da maxila.[13] (Fig. 3 e 4) A importância da sutura mediana no crescimento foi demonstrada em outros estudos. Voss e Freng[15] criaram cirurgicamente fendas submucosas palatinas medianas em gatos em crescimento e verificaram uma diminuição significativa das larguras maxilar e mandibular em comparação com os controlos. No seu tratamento cirúrgico da atresia coanal, Freng[16] ressecou os dois terços posteriores da sutura palatina mediana em 35 crianças. A extirpação da sutura palatina mediana durante o crescimento resultou numa diminuição significativa da largura da maxila, com 52% das crianças a apresentarem uma oclusão invertida. Assim, a sutura palatina mediana é um importante local de crescimento que deve ser deixado crescer sem ser perturbado.

Alterações esqueléticas verticais. O crescimento vertical da maxila ocorre por abaixamento sutural (deslocamento passivo) da maxila e aposição nas superfícies oclusais do alvéolo maxilar. As órbitas não aumentam em sincronia com o deslocamento devido à aposição compensatória no assoalho das órbitas. O assoalho nasal é rebaixado por reabsorção na sua superfície nasal. Assim, à medida que o alvéolo aumenta em altura por aposição no seu aspeto oclusal, é simultaneamente diminuído por reabsorção no pavimento nasal. Aproximadamente um terço do aumento total da altura alveolar é anulado por essa reabsorção. Portanto, as medidas feitas a partir de moldes dentários refletem menos de dois terços da quantidade total de crescimento alveolar vertical. (Fig. 5) O rebaixamento reabsortivo do assoalho nasal é fortemente diferenciado e é geralmente maior anteriormente do que posteriormente. Esse padrão diferencial é aparentemente uma compensação para o deslocamento rotacional da maxila, no qual os segmentos posteriores "rolam" para baixo numa velocidade maior do que os segmentos anteriores.[13] O crescimento vertical da maxila afectaria drasticamente a posição de um implante. (Fig. 6) Como é que se pode avaliar a quantidade de crescimento facial que está a ocorrer ou que permanece? Embora exista uma correlação razoável entre o crescimento facial e o crescimento em estatura, a correlação não é perfeita, ocorrendo uma variação adicional entre os sexos.[13,17] Infelizmente, a variação na quantidade e direção do crescimento facial é suficientemente substancial para que a previsão do crescimento facial para mais de 1 a 2 anos não seja fiável. Por conseguinte, as alterações na altura do corpo esquelético só podem ser utilizadas como um guia aproximado para estimar o crescimento facial.[6]

Crescimento dentário maxilar

Mudanças dentárias transversais. Vários estudos longitudinais de dentições em desenvolvimento demonstraram que os dentes sucessivos tendem a irromper labialmente em relação aos seus antecedentes. Uma vez erupcionados, muitos dentes permanentes não mantêm uma posição fixa. Enquanto as mudanças na largura dentária variam pouco com a dentição decídua, uma mudança significativa na largura da arcada ocorre com a erupção dos dentes permanentes. (Fig. 7) Em geral, os homens têm um aumento maior nas áreas molares do que as mulheres. Embora as tendências básicas de crescimento sejam as mesmas, existem diferenças na largura das arcadas entre os sexos. O tamanho médio das arcadas dentárias é geralmente maior nos machos do que nas fêmeas, com uma variação nas diferenças de 0,5 mm na área dos incisivos laterais a 3 mm na área dos molares.[18] O maior tamanho da arcada dentária masculina é o resultado de uma taxa de crescimento puberal masculina mais rápida combinada com um período de crescimento mais longo nos machos do que nas fêmeas. O crescimento feminino está quase completo por volta dos 15 anos de idade, enquanto os homens continuam a crescer até aos 17 a 19 anos de idade ou mais. Se o crescimento for visto como um fator negativo na colocação de implantes, a colocação em adolescentes do sexo masculino deve ser adiada mais tempo do que em adolescentes do sexo feminino para permitir a conclusão substancial do crescimento.[6]

Alterações dentárias anteroposteriores. Alterações no comprimento da arcada e na circunferência da arcada também ocorrem durante o desenvolvimento. A circunferência da arcada (a distância de primeiro molar a primeiro molar ao redor da arcada) diminui um pouco durante o crescimento.[19,20] O comprimento do arco (distância da superfície vestibular dos incisivos na linha média até uma linha entre as superfícies mesiais dos primeiros molares) diminui ligeiramente, começando antes da emergência do primeiro molar permanente, à medida que os espaços se fecham entre os molares primários. À medida que os incisivos superiores irrompem, o comprimento da arcada aumenta um pouco, mas depois diminui à medida que os molares primários são perdidos. As diminuições precoce e tardia do comprimento da arcada excedem o aumento do comprimento da arcada associado à emergência dos incisivos. Uma parte dessa diminuição é o resultado da rotação transversal da maxila (Fig. 8). Assim, o resultado líquido é que o comprimento da arcada é menor aos 18 anos de idade do que aos 4 anos de idade.[6]

Não apenas os dentes se movem dentro da arcada em relação uns aos outros, mas há uma mudança na posição de toda a dentição maxilar. Quando todas as mudanças dentro da arcada dentária em relação ao corpo da maxila são somadas, observa-se um deslocamento mesial significativo dos dentes em relação ao corpo da maxila. Assim, enquanto a arcada dentária maxilar aumenta em largura, ela também diminui anteroposteriormente em comprimento e se move anteriormente como uma unidade. Embora a maior quantidade de mudanças ocorra durante a mudança da dentição decídua para a permanente, as dimensões da arcada continuam a mudar mesmo após a erupção da dentição permanente. DeKock[21] verificou que a profundidade do arco (medida a partir de uma linha mesial aos primeiros molares até ao ponto de contacto dos incisivos centrais) continuou a diminuir ligeiramente, até aos 26 anos de idade, altura em que o seu estudo terminou. Quando os implantes são colocados neste ambiente dinâmico, não podem responder como os dentes naturais. Quando o implante e a dentição associada são incapazes de se mover mesialmente com as alterações no crescimento, podem ocorrer perturbações no alinhamento e na oclusão. Por conseguinte, deve ter-se o cuidado de evitar a colocação de implantes maxilares antes da erupção dos dentes permanentes.

Alterações dentárias verticais. O crescimento vertical da maxila excede o crescimento em qualquer outra dimensão. Para compensar parcialmente o crescimento vertical, os dentes erupcionam continuamente para manter a distância interoclusal. Além disso, os dentes decíduos mais curtos são substituídos por dentes permanentes mais longos. Num estudo longitudinal, observou-se que a altura anterior da maxila, medida a partir da espinha nasal anterior até a altura do osso alveolar entre os incisivos centrais, aumentou 3 a 4 mm entre a erupção e a esfoliação dos incisivos decíduos.[22] O aumento da altura alveolar continua com a erupção dos incisivos permanentes. No entanto, com a remodelação do osso durante a erupção dos dentes permanentes, combinada com o crescimento para baixo e para frente da espinha nasal, a distância real entre a espinha nasal anterior e a crista do processo alveolar aumenta muito pouco. A altura dentária real aumenta entre as idades de 5 e 15 anos, com um aumento de 5 a 6 mm medido entre a altura do osso alveolar da crista interdental maxilar e mandibular (com os dentes em oclusão); no entanto, esse aumento é causado principalmente pelo maior tamanho vertical dos dentes permanentes. Como observado, há uma grande variação entre os indivíduos nas mudanças verticais anteriores da maxila. Os coeficientes de correlação para predizer o tamanho aos 15 anos a partir do tamanho aos 4 anos de idade são baixos, com eficiência de predição de 50% ou menos.[22] Assim, a quantidade de alteração quando aplicada a um indivíduo é imprevisível, tornando impossível o planeamento do tratamento com implantes numa idade precoce. As alterações na altura do palato reflectem parcialmente o aumento da altura alveolar. Os resultados dos estudos são variáveis nas suas conclusões; no entanto, em geral, existe um aumento da altura do palato, conforme observado nos moldes dentários. (Fig. 9) As alterações dimensionais observadas nos moldes dentários não reflectem as verdadeiras alterações verticais que estão a ocorrer. Embora o crescimento vertical do processo alveolar esteja a ultrapassar o do palato a uma taxa ligeiramente superior, ambos estão a sofrer outras alterações consideráveis. Como resultado, um implante ficaria embebido no osso muito mais do que seria sugerido pelo crescimento diferencial alveolar e palatino observado nos moldes dentários. Os moldes dentários não são um método exato para avaliar a alteração alveolar vertical.[6]

Alterações do crescimento mandibular

Crescimento Anteroposterior. A mandíbula alonga-se quase exclusivamente pelo crescimento póstero-superior do côndilo e pelo crescimento posterior do ramo (Fig. 10). O aumento da proeminência do queixo durante a adolescência, visto principalmente no sexo masculino, não é o resultado tanto do crescimento aposicional no queixo quanto da reabsorção acima dele. Para acomodar a erupção dos molares, o corpo da mandíbula aumenta em comprimento por reabsorção no aspeto anterior do ramo e deposição no posterior. Ao mesmo tempo, a altura do ramo aumenta 1 a 2 mm por ano.[23] A largura posterior da mandíbula aumenta em virtude da sua configuração em V; a sutura sinfisária deixa de ser uma área de crescimento antes da erupção dos dentes decíduos. Como resultado, a largura anterior da mandíbula estabiliza-se relativamente cedo e só aumenta ligeiramente com o crescimento aposicional. (Fig. 11)[24]

Crescimento rotacional. Quando os cefalogramas laterais são sobrepostos à base do crânio, a mandíbula parece crescer para baixo e para a frente de uma forma linear simples. No entanto, este não é o caso na maioria dos indivíduos. Utilizando implantes metálicos para assegurar pontos de referência estáveis para a sobreposição cefalométrica em série, Bjork descobriu que, em muitos casos, a mandíbula apresenta um padrão rotacional à medida que cresce.[25] Quando o côndilo cresce verticalmente, ou verticalmente e para a frente, o crescimento vertical do ramo excede o da área sinfisária, e a mandíbula "rola" para baixo e para a frente. Nestes casos, o centro de rotação situa-se perto da região incisal. A quantidade de crescimento rotacional é obscurecida em cefalogramas seriados de rotina pela reabsorção selectiva na superfície inferior da mandíbula na área do ramo. O efeito líquido desse padrão rotacional de crescimento é a verticalização do ramo, o achatamento do plano mandibular e a diminuição do ângulo goníaco. Neste tipo de crescimento, é provável que os incisivos irrompam mais facialmente do que verticalmente. No outro extremo, em pacientes com um plano mandibular íngreme e crescimento vertical, o côndilo cresce para cima e para trás; pouco ou nenhum crescimento rotacional ocorre, e o ângulo goníaco permanece obtuso. Nestas crianças, é mais provável que os incisivos inferiores irrompam verticalmente numa extensão significativa e que se reclinem no processo, encurtando o comprimento da arcada. O crescimento rotacional da mandíbula tem implicações para os implantes osseointegrados. Em crianças com um forte padrão rotacional, os dentes posteriores continuam a erupcionar ao longo do crescimento para manter o plano oclusal. Os objectos não eruptivos, como os dentes anquilosados e os implantes, seriam transportados inferiormente com o padrão de rotação da mandíbula. Consequentemente, eles seriam muito propensos a ficarem profundamente enterrados no processo alveolar. Em contraste, as crianças cujos côndilos crescem posteriormente e cujas mandíbulas não apresentam um padrão rotacional, provavelmente não apresentariam uma submersão extrema dos implantes. Para além destas considerações nos segmentos posteriores da arcada, o crescimento rotacional da mandíbula afecta a erupção e a angulação dos incisivos. Nos padrões em que é necessária uma erupção dentária compensatória considerável ou uma alteração na angulação para manter a oclusão, os implantes osseointegrados podem, em última análise, ser deficientes em altura e/ou posicionados em inclinações não estéticas e não funcionais.[24,25]

Alterações dentárias mandibulares

Alterações transversais. Os dentes são estruturas dinâmicas capazes de se ajustar às forças geradas pelo crescimento e às forças de oclusão. As alterações posicionais que ocorrem na dentição durante o processo de crescimento devem ser consideradas quando se contemplam implantes na criança em crescimento. Estas alterações representam, de facto, os tipos de movimentos não alcançáveis por implantes estáticos, que os predispõem a posições não estéticas e/ou não funcionais na maturidade. A largura dos caninos primários inferiores começa a aumentar aproximadamente 1 ano antes da erupção dos incisivos permanentes e continua por mais 2 anos. A largura entre os caninos aumenta à medida que os incisivos centrais mandibulares maiores substituem os seus antecedentes e pressionam os caninos primários lateralmente e distalmente no espaço primata. O aumento médio da largura entre os caninos primários é de 2 mm nas fêmeas e de 3 mm nos machos.[19] Quando os incisivos laterais mandibulares estão completamente erupcionados, a distância intercaninos mandibulares não se altera significativamente, mesmo com a erupção do canino permanente. Knott[18] demonstrou mesmo uma ligeira diminuição da largura intercaninos mandibulares dos 13 aos 25 anos de idade. A largura da arcada dos pré-molares totalmente erupcionados é 1 a 2 mm maior do que a dos molares decíduos que eles substituem. Após a erupção completa dos pré-molares, a sua largura não aumenta mais do que 1 mm nos homens e diminui quase 1 mm nas mulheres. A largura dos primeiros molares inferiores aumentou quase 3 mm nos homens e 2 mm nas mulheres, sendo que a maior variação ocorreu durante a erupção. Os segundos molares inferiores apresentaram um aumento de quase 2 mm na largura nos homens e nenhuma alteração nas mulheres entre as idades de 12 e 18 anos.[19] As mudanças na largura da arcada que acabamos de discutir representam valores médios. (Fig. 12) De facto, as alterações na largura da arcada variam muito de indivíduo para indivíduo, com algumas arcadas não mais largas aos 8 anos de idade do que aos 4, enquanto noutras, a largura intercuspidal aumenta até 3,5 mm na área dos segundos pré-molares durante este período. Embora a estatura e a mudança estatural tenham uma correlação com a largura intercaninos, ela não é forte e, como a variação individual é tão grande, a previsão exacta da largura intercaninos aos 15 anos de idade é impossível com base em medições intercaninos feitas aos 4 ou 5 anos de idade.[17,22,24,26]

Alterações na altura dentária. A altura dentária dos incisivos e molares (a distância entre as pontas das cúspides e o bordo inferior da mandíbula) aumenta num padrão semelhante ao longo do crescimento. Os incisivos permanentes restabelecem a altura dentária dos dentes decíduos esfoliados por volta dos 9 anos de idade, enquanto que, ao mesmo tempo, os primeiros molares permanentes atingem o nível dos molares decíduos. Dos 9 aos 15 anos, há um aumento constante da altura de ambos os dentes. Este aumento é maior nos homens do que nas mulheres. A altura dentária nos homens parece aumentar para além dos 15 anos de idade, enquanto que nas mulheres se estabiliza aos 13 ou 14 anos de idade.[22] Para apreciar plenamente a magnitude do processo eruptivo compensatório, a distância medida numa perpendicular ao plano mandibular desde o menton (na sínfise mandibular) até à ponta do incisivo aumenta 12 mm nos homens e quase 7 mm nas mulheres entre os 6 e os 16 anos de idade.[23]

Alterações no comprimento do arco. As alterações no comprimento do arco na mandíbula diferem das alterações no arco maxilar. Com a erupção dos incisivos permanentes, geralmente há pouca ou nenhuma mudança no comprimento do arco mandibular. Assim, ao contrário dos dentes anteriores maxilares, que tendem a erupcionar labialmente e aumentar o comprimento da arcada temporariamente, os incisivos mandibulares erupcionam mais perto da sua posição final. Com a perda dos molares decíduos e a erupção dos pré-molares, há uma diminuição de quase 2 mm no comprimento da arcada, à medida que os primeiros molares permanentes se movem mesialmente.[27] Alterações adicionais no comprimento da arcada ocorrem à medida que a mandíbula cresce, variando a quantidade de alteração com a direção do crescimento.[24]

4. IMPLANTES EM CRIANÇAS

O edentulismo está normalmente associado ao envelhecimento do paciente. No entanto, a perda total ou parcial de dentes também afecta indivíduos jovens, principalmente em consequência de traumatismos, cáries, anodontias ou defeitos congénitos e adquiridos dos maxilares envolvendo os processos alveolares. Para os pacientes idosos, a utilização de implantes orais tornou-se uma modalidade de tratamento aceite para o edentulismo, e a maior parte do conhecimento atual sobre implantes baseia-se nessa prática. Tem havido hesitação em efetuar a terapia com implantes em crianças em crescimento, pelo que, até à data, poucas crianças receberam construções suportadas por implantes. Consequentemente, pouco se sabe sobre o resultado do procedimento de osseointegração em pacientes jovens e, até à data, apenas foi relatado um número limitado de casos.[28]

INDICAÇÃO DE IMPLANTES EM CRIANÇAS

Os doentes em crescimento necessitam frequentemente de reabilitação protética para a restauração de áreas edêntulas[28] que podem resultar da seguinte condição:

- Perda dentária traumática
- Anodontia congénita parcial ou completa,
- Displasia ectodérmica.

DISPLASIA ECTODÉRMICA:

th A displasia ectodérmica foi descrita pela primeira vez por Thurnam em 1948 e, mais tarde, no século XIX, por Darwin. A displasia ectodérmica é um grupo heterogéneo de doenças caracterizadas por distrofias do desenvolvimento de estruturas ectodérmicas.[29] A displasia ectodérmica anidrótica (hipohidrótica) é frequentemente herdada como uma displasia ectodérmica ligada ao X. Esta doença recessiva ligada ao X afecta os homens e é herdada através de portadores do sexo feminino. A ferramenta de diagnóstico é a fisionomia clínica típica. O gene EDA, expresso em tecidos derivados da ectoderme, codifica a proteína transmembranar tipo II ectodisplasina. Esta proteína é um membro da família do fator de necrose tumoral (TNF). A displasia ectodérmica é uma doença hereditária em que pelo menos duas estruturas derivadas do ectoderma são anormais.[30] Embora existam >170 formas de displasia ectodérmica (DE), a doença é caracterizada por um defeito primário em >1 dos tecidos: unhas, cabelo, dentes ou glândulas sudoríparas. As crianças e os adolescentes com formas ligeiras de DE preocupam-se normalmente com as anomalias dentárias e com a aparência facial, resultado da distribuição irregular e da forma anormal dos dentes, que muitas vezes restringem a utilização de coroas e próteses fixas. Como a mandíbula hipodôntica subdesenvolvida pode fornecer retenção e suporte inadequados para uma prótese convencional, o tratamento protético convencional pode ser insuficiente.[31] As displasias ectodérmicas são doenças hereditárias que envolvem defeitos no cabelo, unhas, glândulas sudoríparas e dentes. Quando uma pessoa tem pelo menos dois tipos de caraterísticas ectodérmicas anormais - por exemplo, dentes malformados e cabelo extremamente escasso - o indivíduo é identificado como sendo afetado por displasia ectodérmica. O tipo mais comum de displasia ectodérmica é a displasia ectodérmica hipohidrótica ligada ao X.[32]

HIPODONTIA, OLIGODONTIA E ANODONTIA

A oligodontia é geralmente definida como a agenesia de seis ou mais dentes, excluindo os terceiros molares. É um achado raro que não tem sido documentado com frequência em crianças indianas. Na maioria das vezes, a oligodontia aparece como parte de algumas síndromes congénitas. A etiologia exacta da oligodontia é desconhecida. Uma das anomalias mais comuns observadas na dentição permanente é a agenesia de um ou mais dentes. Várias terminologias têm sido usadas para descrever a agenesia de dentes na dentição decídua ou permanente. A hipodontia é usada para descrever a agenesia de um ou poucos dentes; a oligodontia é usada para descrever a agenesia de seis ou mais dentes, excluindo os terceiros molares. A anodontia é o extremo da oligodontia, em que há ausência total de qualquer estrutura dentária. A hipodontia e a oligodontia são classificadas como hipodontia/oligodontia isolada ou não sindrómica e hipodontia/oligodontia sindrómica ou hipodontia/oligodontia associada a síndromes. A oligodontia está frequentemente associada a síndromes específicas e/ou a anomalias sistémicas graves, enquanto a anodontia é comum em casos graves de displasia ectodérmica. A ausência congénita de dentes pode ser devida a obstrução física ou rutura da lâmina dentária, limitação de espaço e anomalias funcionais do epitélio dentário ou falha na iniciação do mesênquima subjacente. Os sintomas dentários caraterísticos são um número reduzido de dentes, uma redução do tamanho dos dentes, anomalias da forma dos dentes e atraso na erupção. A ausência de dentes em pacientes jovens pode causar problemas estéticos, funcionais e psicológicos, particularmente se os dentes da região anterior estiverem envolvidos.[33]

Nesses casos, a reabilitação oral é necessária antes da maturação esquelética e dentária, e a prótese removível é frequentemente o único tratamento de escolha. No entanto, pode levar a um aumento das taxas de cárie, a um aumento da reabsorção alveolar residual e a outras complicações periodontais.[28,34]

REVISÃO DA LITERATURA

Nas últimas décadas, com o aumento da previsibilidade dos implantes dentários em forma de raiz,

tem havido um interesse acrescido no potencial da utilização de implantes dentários no doente em crescimento.[34,35] De um ponto de vista fisiológico, a conservação do osso pode ser a razão mais importante para a utilização de implantes dentários em pacientes em crescimento,[34,35] e, nalguns casos, pode até ser benéfico estimular o desenvolvimento do osso alveolar.[36] Outros factores que favorecem a colocação de implantes em crianças são o excelente suprimento sanguíneo local, a resistência imunobiológica positiva e a cicatrização óssea sem complicações.[37]
No entanto, a utilização de implantes em pacientes jovens cria problemas especiais porque os seus maxilares estão num período de crescimento ativo e dinâmico. Uma vez que os dados relativos à utilização clínica de implantes são atualmente limitados, não foi desenvolvido um protocolo definitivo para a sua utilização, embora tenham sido expressas opiniões.[38] Os clínicos devem compreender os potenciais riscos envolvidos na colocação de implantes em maxilares que ainda estão a crescer e a desenvolver-se e considerar o efeito que os implantes têm no crescimento craniofacial.[4]

Bjork (1963 e 1977)[13,25] implantou pinos nos maxilares de crianças para estudos cefalométricos longitudinais e relatou que os que estavam no caminho dos dentes em erupção foram deslocados e os que foram colocados em áreas de reabsorção foram perdidos. Os pinos colocados em áreas de crescimento ósseo aposicional ficavam embutidos.

Bergebdal T et al (1991)39 afirmaram que a caraterística oral mais caraterística da displasia ectodérmica é a hipodontia. As crianças e adolescentes que sofrem de displasia ectodérmica necessitam frequentemente de um tratamento protético extenso e complicado. O desenvolvimento de técnicas de implantes osseointegrados oferece novas possibilidades para a habilitação oral dessas crianças. Este artigo descreve a habilitação oral de um rapaz com displasia ectodérmica grave, em que foram utilizados implantes osseointegrados Brânemark como parte do tratamento. O paciente foi visto no departamento dentário com 1,5 anos de idade. Dois incisivos superiores de forma cónica eram, nessa altura, os únicos dentes que tinham erupcionado. O tratamento foi planeado num grupo odontológico multidisciplinar que envolvia a odontopediatria, a ortodontia, a prótese dentária, a cirurgia oral e a radiologia maxilofacial. Aos 3 anos de idade, verificou-se que o menino possuía quatro dentes decíduos (53, 51, 61, 63) e quatro dentes permanentes (16, 11, 21, 26). Não havia dentes no maxilar inferior. Os rebordos alveolares nas áreas edêntulas eram baixos ou ausentes. Durante o período entre os 3 e os 6 anos de idade, o rapaz usava uma prótese parcial superior adaptada para permitir o desvio mesial dos dentes 16 e 26. Aos 6 anos de idade, foram colocados dois implantes Brânemark na região frontal-cúspide inferior. Foi construída uma sobredentadura especialmente concebida para o maxilar inferior. A sobredentadura foi mantida em contacto com os encaixes masculinos por dois punhos de silicone resiliente polimerizado a quente. Durante os 4 anos seguintes, as próteses foram modificadas devido à erupção dos dentes permanentes e ao crescimento. No entanto, apenas foram necessárias pequenas correcções relativamente ao sistema de retenção da prótese inferior. Os implantes estão bem osseointegrados e estáveis e permitem que o rapaz use uma prótese inferior sem quaisquer complicações.

Smith et al (1993)[40] utilização de implantes em crianças com displasia ectodérmica é um tratamento de eleição, uma vez que a sua colocação na região anterior da mandíbula de um paciente de 5 anos de idade não afectou os botões dentários adjacentes. Foi realizada a remodelação da prótese devido à submersão do implante.

Oesterle et al (1993)[6] compararam implantes dentários com dentes decíduos anquilosados. Escreveram que a anquilose impede tanto a erupção dentária como a formação de osso alveolar na área afetada. Um implante osseointegrado comportar-se-ia de forma muito semelhante a um dente primário anquilosado, com a mesma falta de crescimento alveolar e erupção dentária, parecendo assim submergir no alvéolo. Os autores propuseram que os implantes colocados na maxila posterior em crianças podem ficar enterrados a ponto de a porção apical ficar exposta com a remodelação do assoalho nasal e antral. Alertaram também para a possibilidade de perda de implantes na maxila anterior devido à reabsorção na fossa infradental e no pavimento nasal.[5]

Lederman et al (1993)[37] no seu acompanhamento de 7 anos, com uma duração média de 35,5 meses, relataram uma taxa de sucesso de 90% em 42 implantes dentários endósseos colocados em 34 pacientes com idades compreendidas entre os 9 e os 18 anos. Verificou-se uma reação positiva dos tecidos moles e ósseos aos implantes e a maioria dos insucessos ocorreu devido a lesões traumáticas subsequentes sofridas durante a fase de cicatrização após a colocação do implante. A principal complicação registada foi a incapacidade dos implantes dentários responderem ao crescimento vertical dos dentes adjacentes e do alvéolo devido a anquilose.

Cronin RJ et al (1994)[24] os autores discutiram o crescimento rotacional da mandíbula em relação aos implantes em crianças com um forte padrão de crescimento rotacional. Os dentes posteriores continuam a erupcionar juntamente com o crescimento alveolar contínuo para manter o plano oclusal, possivelmente fazendo com que os implantes fiquem profundamente enterrados no processo alveolar mandibular. Não seria de esperar que as crianças sem este crescimento rotacional apresentassem esta mesma submersão dos implantes.

Johansson et al (1994)[41] colocaram um implante dentário unitário num rapaz de 12,3 anos e acompanharam-no durante > 4,5 anos. Concluiu também que o acessório não se moveu juntamente com os dentes adjacentes à medida que o crescimento maxilar continuava. Não se registou qualquer "perda" de osso marginal no lado de um dente adjacente onde a distância entre o implante e o dente era adequada. No entanto, foi registada uma "perda" de osso marginal (medida a partir da junção cemento-esmalte) no outro dente adjacente, onde o acessório tinha sido colocado demasiado perto do dente.

Brugnolo et al (1996)[42] inseriram implantes unitários nos segmentos anteriores do maxilar de três pacientes jovens com idades compreendidas entre os 11,5 e os 13 anos. Os pacientes foram monitorizados durante um período de 2,5 a 4,5 anos. Todas as coroas suportadas por implantes acabaram por ficar numa posição de infra-oclusão relativamente aos dentes adjacentes, devido ao crescimento vertical contínuo do processo alveolar maxilar. Entre o exame de base e a data da recolha, a distância de um ponto de referência fixo localizado no suporte até à crista óssea nas superfícies proximais dos dentes adjacentes aos locais dos implantes aumentou até 3 mm. Também foram observadas alterações transversais de crescimento. Embora as próteses pudessem ser removidas e modificadas para compensar as alterações resultantes nos tecidos moles e duros, podem ocorrer complicações que alterem a saúde da unidade mucogengival e o aspeto estético das restaurações suportadas por implantes, e que exijam procedimentos adicionais de correção dos tecidos moles.

Westwood RM (1996)[38] efectuou uma revisão retrospetiva de um número limitado de adolescentes com implantes para comparar o comportamento destes implantes com estudos em que os implantes tinham sido colocados em animais em crescimento. O crescimento do esqueleto facial também é analisado. Os implantes colocados no alvéolo em crescimento comportam-se como dentes anquilosados e ficam submersos à medida que o osso circundante cresce. A interrupção do crescimento facial deve ocorrer antes da colocação de implantes em adolescentes.

Iris e Solow (1996)[43] estudaram a erupção do incisivo superior e do primeiro molar em raparigas com idades compreendidas entre os 9 e os 25 anos através do método de implante. A amostra foi composta por 14 séries de filmes cefalométricos laterais, pelo que a amostra final, composta por 147 filmes radiográficos, na faixa etária dos 9 aos 25 anos, foi de 6 mm para baixo e 2,5 mm para a frente para o incisivo superior e 8 mm para baixo e 3 mm para a frente para os molares superiores. A redução média da inclinação do plano oclusal foi de 4,50 a partir dos 16 anos. Devido à erupção contínua dos dentes naturais, a utilização de implantes osseointegrados com dentes artificiais não deve ser recomendada na infância, adolescência e início da idade adulta. Se forem colocados, devem ser tomadas medidas especiais para a revisão ou substituição posterior dos dentes artificiais, a fim de compensar a falta de erupção contínua desses implantes.

Guckes et al (1997)[30] descreveram um caso de um paciente de 3 anos de idade com displasia ectodérmica em que os implantes dentários localizados na mandíbula e no maxilar não se moveram apesar do crescimento. Durante o acompanhamento de 5 anos, a prótese foi remodelada para acomodar a erupção dos dentes maxilares e o crescimento facial.

Escobar e Epker (1998)[35] estudaram o crescimento ósseo em duas crianças edêntulas com uma idade média de 7 e 11 anos após a colocação de implantes endósteos mandibulares e verificaram que o crescimento do osso alveolar ocorreu na ausência de dentes naturais. O crescimento e a preservação dependem mais de factores biomecânicos do que da presença de dentes.

Kearns et al (1999)44 estudam a viabilidade da colocação de implantes endósseos em crianças e adolescentes com displasia ectodérmica e avaliam a posição e estabilidade desses implantes durante o crescimento. Relatam o caso de 6 indivíduos com acompanhamento a longo prazo. Desenho do estudo. Foi iniciado um estudo prospetivo em 1991. Foram incluídos e mantidos no estudo pacientes com displasia ectodérmica hereditária, com idade superior a 5 anos, que se apresentaram na Clínica de Displasia Ectodérmica da Universidade da Califórnia em São Francisco para tratamento dentário. Em cada caso, foram obtidos registos clínicos e radiográficos antes do tratamento, imediatamente após a colocação do implante, aquando da entrega da prótese e, posteriormente, em intervalos anuais. São referidos seis indivíduos, 4 como membros do grupo de estudo prospetivo e 2 que tinham sido tratados antes do início do estudo. Foi colocado um total de 41 implantes (19 maxilares e 22 mandibulares). O seguimento médio após a colocação do implante foi de 7,8 anos (intervalo, 6-11 anos), e o tempo médio desde a restauração foi de 6 anos (intervalo, 5-10 anos). Quarenta implantes integraram-se com sucesso e foram restaurados. Não houve evidência de que a colocação de implantes ou a reabilitação protética resultasse numa restrição do crescimento transversal ou sagital. Um implante mandibular, colocado numa criança de 5 anos parcialmente dentada, ficou submerso devido ao desenvolvimento alveolar adjacente e exigiu a colocação de um pilar mais longo. Quatro implantes maxilares colocados numa criança de 7 anos parcialmente dentada também ficaram submersos e exigiram uma revisão protética e a colocação de pilares mais compridos. Este relatório preliminar sugere que os implantes endósseos podem ser colocados com sucesso e podem fornecer suporte para a restauração protética em pacientes com displasia ectodérmica hereditária. No entanto, o crescimento dentoalveolar vertical resulta na submersão do implante em relação à dentição natural adjacente quando os implantes são colocados adjacentes a dentes permanentes em erupção.

Bector et al (2001)[45] estudaram a ausência congénita de múltiplos dentes e as cristas alveolares pouco desenvolvidas estão associadas à displasia ectodérmica. Os pacientes afectados necessitam frequentemente de tratamento protético dentário durante os seus anos de desenvolvimento. É relatado o crescimento e desenvolvimento maxilofacial numa paciente pré-adolescente do sexo feminino com displasia ectodérmica após reabilitação oral com implantes dentários endósseos maxilares e mandibulares. Quatro implantes maxilares e quatro implantes mandibulares foram integrados e restaurados com sucesso aos 8 anos de idade. A análise do crescimento 12 anos mais tarde revelou que os implantes acompanharam a deslocação do crescimento maxilar e mandibular. Foi observada uma pequena impactação dos implantes maxilares e os implantes mandibulares foram afectados pela rotação do crescimento mandibular, o que levou a uma alteração na inclinação do implante. O resultado do tratamento é comparado com estudos e casos semelhantes relatados anteriormente.

Guces et al (2002)[46] avaliaram que a displasia ectodérmica é uma condição hereditária em que a hipodontia é o segundo sinal mais frequente. A hipodontia está associada à falta de desenvolvimento do rebordo alveolar e resulta em menor volume ósseo para suporte de próteses convencionais. O desenvolvimento mínimo do rebordo alveolar pode afetar o volume ósseo disponível para a colocação de implantes dentários. Este ensaio clínico avaliou a sobrevivência de implantes colocados em indivíduos com uma forma de displasia ectodérmica e hipodontia severa. Duzentos e sessenta e quatro implantes dentários endósteos de titânio foram colocados em 51 indivíduos: 37 homens e 14 mulheres com idades compreendidas entre os 8 e os 68 anos (idade média de 20,5 anos, idade média de 16,5 anos). Duzentos e quarenta e três implantes foram colocados na mandíbula anterior e 21 foram colocados na maxila anterior com um protocolo cirúrgico de 2 fases. Foram colocadas próteses fixas destacáveis ou overdentures com clipe de barra. Os indivíduos foram acompanhados durante 0 a 78 meses após a cirurgia de segunda fase. As taxas e curvas de sobrevivência de Kaplan-Meier foram produzidas para descrever a sobrevivência dos implantes para os diferentes grupos etários e localizações dos implantes. Foram utilizados modelos de regressão de Cox de medidas repetidas para avaliar os rácios de risco para a idade e localização, com alfa = 0,05 como critério de significância. Dos 243 implantes colocados na mandíbula anterior, 221 (91%) sobreviveram. Dos 21 implantes colocados na maxila anterior, 16 (76%) sobreviveram. Catorze dos 51 (27%) indivíduos tiveram um implante falhado. Todas as falhas, exceto 2, ocorreram antes ou na segunda fase da cirurgia. Foram fornecidas próteses implanto-suportadas a todos os pacientes. Dentro das limitações deste estudo, os resultados apoiam a utilização contínua de implantes dentários endósteos nesta população de pacientes, com as devidas precauções na maxila.

OpHeji et al (2003)[11] implantes inseridos em pacientes pediátricos não seguem o processo de crescimento regular do esqueleto craniofacial e são conhecidos por se comportarem de forma semelhante a dentes anquilosados, resultando em desvantagens funcionais e estéticas.

Rossi e Andreasen (2003)[47] verificaram que podiam interferir com a posição e a erupção dos germes dentários adjacentes, resultando assim num potencial trauma grave para o paciente. Estes e muitos outros efeitos adversos resultaram numa indicação muito restritiva para os implantes dentários nos indivíduos que ainda não completaram o crescimento craniofacial. No entanto, existem excepções, por exemplo, crianças que sofrem de hipodontia prolongada ou mesmo anodontia, síndromes congénitas como a displasia ectodérmica (caracterizada por uma aplasia ou displasia dos tecidos de origem ectodérmica - cabelo, unhas, pele, dentes). Nos doentes afectados, a extensa falta de dentes decíduos e permanentes resulta em atrofia e numa taxa de crescimento reduzida dos processos alveolares afectados. Relatórios recentes sugerem que estes pacientes pediátricos podem beneficiar notavelmente de uma reabilitação oral suportada por implantes.

Prachar e Vaneek (2003)[48] efectuaram um estudo de 5 anos sobre a utilização de implantes cilíndricos ou de parafuso em adolescentes (15-19 anos) em 135 pacientes. Colocaram 191 implantes. Verificaram que a taxa de sucesso clínico era acedida através de critérios selecionados, ou seja, o sexo dos pacientes, o tipo de implante, a causa do defeito dentário e o tipo de reconstrução protética suportada pelo implante. Independentemente dos critérios utilizados, a taxa de sucesso foi > 96% durante os 5 anos de estudo.

Sweeney IP et al (2005)[49] avaliaram a sobrevivência de implantes dentários em pacientes com displasia ectodérmica (DE). Para avaliar os padrões de hipodontia neste grupo de pacientes. Uma análise retrospetiva da utilização de implantes dentários em pacientes com DE tratados no Royal Children's Hospital, Melbourne. Foram colocados 61 implantes em 14 pacientes (nove homens e cinco mulheres). A idade média dos pacientes que receberam implantes maxilares foi de 18 anos e 6 meses (intervalo de 17 anos e 9 meses a 20 anos e 0 meses) e a dos pacientes que receberam implantes mandibulares foi de 17 anos e 5 meses (intervalo de 12 anos e 2 meses a 21 anos e 11 meses). O período médio de acompanhamento foi de 3 anos e 4 meses (intervalo de 1 ano e 18 meses a 5 anos e 1 mês). Quarenta e três implantes foram colocados na mandíbula anterior, três na mandíbula posterior e os restantes 15 na maxila anterior. Dos 61 implantes colocados, 54 [88,5%] integraram-se com sucesso e puderam ser restaurados. Três dos 15 implantes colocados na maxila anterior [20%] falharam, enquanto quatro dos 46 na mandíbula anterior falharam [8,7%]. Cinco dos 14 pacientes [35,7%] tiveram pelo menos uma falha de implante antes da conexão do pilar. Nas consultas de revisão aos 12 meses, 41 dos 54 implantes integrados [76%] foram revistos e classificados como bem-sucedidos, o que corresponde a um sucesso global no seguimento de 67,2%. Treze implantes

[21,3%] não puderam ser revistos devido a razões geográficas. Os dentes com maior probabilidade de estarem presentes na maxila foram os incisivos centrais [71%], os primeiros molares [54%] e os caninos [43%], enquanto que na mandíbula foram os caninos [53%] e os primeiros pré-molares e primeiros molares [40%]. Os implantes dentários podem ser colocados, restaurados e carregados em pacientes com DE. Os dentes maxilares com maior probabilidade de estarem presentes são os incisivos centrais, caninos e primeiros molares, enquanto na mandíbula os caninos, primeiros pré-molares e molares têm maior probabilidade de estarem presentes. Antes da paragem do crescimento, a colocação de implantes na região sinfisária da mandíbula anterior pode ser efectuada com precaução. Apesar dos números limitados e tendo em devida consideração o desenvolvimento da mandíbula, os resultados apoiam a utilização contínua de implantes dentários endósseos neste grupo de pacientes para obter resultados clínicos óptimos.

Alcon et al (2006)[50] relataram a evolução clínica e o seguimento de 6 anos de uma criança com displasia ectodérmica que foi tratada com cirurgia de implantes muito cedo. Este artigo relata a colocação de implantes endósseos mandibulares num paciente de 4 anos de idade com displasia ectodérmica hipohidrótica e oligodontia. Esta anomalia congénita não parece retardar a cicatrização e a osseointegração mantém-se após 6 anos e 3 meses de carga. O crescimento e desenvolvimento do esqueleto mandibular e maxilar foi normal. No entanto, devido à falta de crescimento alveolar, com o tempo, o padrão de crescimento vertical do paciente mudou para um ângulo baixo. Este facto pode ser corrigido alterando as alturas verticais do pilar e da prótese. Como resultado, em casos de displasias ectodérmicas com anadontia, a colocação precoce de implantes e próteses fixas pode ser uma boa opção de tratamento multidisciplinar para crianças pouco cooperantes.

Fudalej et al (2007)[51] afirmaram que os implantes unitários são normalmente utilizados para substituir dentes congenitamente ausentes em pacientes ortodônticos adolescentes. No entanto, se os implantes forem colocados antes da cessação do crescimento facial, eles irão submergir em relação aos dentes adjacentes em erupção. Por isso, é importante saber quando o crescimento facial está completo em pacientes ortodônticos pós-púberes. O objetivo desse estudo foi determinar e quantificar a quantidade de crescimento vertical do esqueleto facial e a quantidade de erupção dos incisivos centrais e dos primeiros molares superiores após a puberdade. Foram avaliadas duas ou três telerradiografias laterais tiradas no pré-tratamento, no pós-tratamento e 10 anos após a retenção de 142 homens e 159 mulheres. Foram utilizados modelos de regressão linear para determinar as alterações nos parâmetros com o aumento da idade. Os resultados indicam que (1) o crescimento do esqueleto facial continua após a puberdade; (2) existe uma diferença na quantidade de crescimento entre os sexos durante a segunda década de vida e, após os 20 anos de idade, a diferença entre os sexos diminui substancialmente; e (3) a taxa de erupção dos incisivos centrais superiores no sexo feminino parece ser maior do que no sexo masculino. São fornecidas tabelas de previsão para ajudar o clínico a determinar quando deve efetuar radiografias cefalométricas para avaliar a cessação do crescimento facial. O crescimento do esqueleto facial continua após a puberdade, mas a quantidade de crescimento diminui de forma constante e, após a segunda década de vida, parece ser clinicamente insignificante.

Carmichael RP et al (2008)[52] estudaram que a idade mais apropriada para a colocação de implantes dentários é geralmente considerada a idade em que se pensa que o crescimento esquelético cessa. O crescimento da maxila é caracterizado pela remodelação na direção póstero-superior, ao mesmo tempo que é deslocada na direção oposta, anteroinferior. Em contraste, o crescimento da mandíbula é caracterizado pelo deslocamento para longe de sua articulação na fossa glenoide, à medida que os côndilos e os ramos se deslocam na direção póstero-superior. O movimento natural do dente ocorre como resultado da erupção e de ser transportado passivamente com a maxila e a mandíbula, ambas as quais sofrem deslocamento ântero-inferior durante a morfogênese craniofacial. O movimento dos dentes facilita a adaptação às mudanças nas relações anatómicas, uma vez que todo o conjunto craniofacial se altera durante este período de grande fluxo. A submersão de um implante é desvantajosa por várias razões. Em primeiro lugar, ocorre uma infra-oclusão, que perturba as relações oclusais cuidadosamente construídas e leva à erupção compensatória dos dentes opostos e à inclinação dos dentes adjacentes. Em segundo lugar, desenvolve-se uma discrepância vertical entre a margem da mucosa do implante e as margens gengivais dos dentes adjacentes. Por vezes, é necessário colocar implantes nos maxilares de crianças pré-púberes. A indicação mais comum para a colocação de implantes em crianças pequenas é a ancoragem de uma ponte ou sobredentadura inferior utilizando dois ou mais implantes entre as regiões inferiores dos caninos de uma criança com displasia ectodérmica hipohidrótica ou outra condição que envolva oligodontia grave ou anodontia total. Apesar das melhores intenções, a avaliação radiográfica da paragem do crescimento esquelético pode revelar-se equívoca por razões técnicas ou devido a um crescimento tardio irregular. Além disso, a análise pode ser de valor limitado em pacientes que têm distúrbios globais de crescimento ou em situações em que o crescimento da mandíbula será restringido devido a factores locais.

Carmichael RP et al (2008)[53] estudaram a colocação de implantes em pacientes com oligodontia não sindrómica Pensa-se que a oligodontia tem uma base genética significativa porque está associada a mutações em vários genes, cujos produtos proteicos regulam a odontogénese. A oligodontia também pode estar associada a influências ambientais. Tem sido relatada como a mais ou uma das mais comuns anomalias dentárias de desenvolvimento. Os autores subscrevem uma abordagem holística para o tratamento de pacientes com oligodontia que integra evidências científicas clinicamente relevantes no contexto da história, crescimento, desenvolvimento, necessidades e preferências psicossociais do paciente. Foi recomendada uma abordagem de equipa multidisciplinar para o tratamento da oligodontia, uma vez que a gestão requer a colaboração de, pelo menos, um dentista pediátrico, um ortodontista, um cirurgião oral e maxilofacial e um protésico. Dependendo da localização e do número de implantes a restaurar, a habilitação protética pode envolver a construção de coroas unitárias suportadas por implantes, próteses parciais fixas suportadas por múltiplos implantes, pontes fixas de arcada completa e sobredentaduras completas retidas por barras. As restaurações aparafusadas são recomendadas em vez de aparelhos cimentados porque permitem a sua recuperação, facilitam a manutenção e a revisão, melhoram a retenção em situações de espaço interoclusal restrito e permitem a modelação e moldagem dos tecidos moles peri-implantares durante a provisionalização.

Carmichael RP et al (2008)54 analisaram casos de colocação de implantes em pacientes com oligodontia sindrómica. A DE é uma síndrome caracterizada principalmente por anormalidades dos tecidos que se originam da ectoderme, nomeadamente pele, unhas, cabelo e dentes. Existem mais de 150 variantes de DE, sendo a DE hipohidrótica (HED) a que apresenta as anomalias dentárias mais graves e uma dismorfologia craniofacial típica, o que a torna de maior interesse para os dentistas. Com uma incidência de 1/100.000 nascimentos, a DEH é uma síndrome relativamente comum. Dependendo do tipo de tratamento necessário, os cuidados dentários para pacientes com DE têm um impacto financeiro significativo para os pacientes e suas famílias. Os artigos na literatura sobre implantes dentários tendem a não distinguir entre as muitas variantes de DE, rotulando-as todas simplesmente como DE, quando é provável que muitos - se não a maioria - dos casos relatados sejam DEH. Numerosos relatos de casos isolados e pequenos estudos de coorte na literatura descrevem a utilização de implantes para suportar próteses mandibulares em crianças com ED. Desde 1991, têm surgido na literatura relatos de casos isolados e pequenas séries de crianças com ED que foram tratadas com implantes; os períodos de acompanhamento variam entre 0 meses e 12 anos e apresentam poucas estatísticas de insucesso. Relatos de casos isolados na literatura documentaram o uso de implantes dentários em pacientes com algumas outras síndromes ou condições que podem estar associadas à oligodontia: A síndrome de Down, que ocorre com uma incidência de 1 em aproximadamente 660 nascimentos e é o padrão mais comum de malformação em humanos, e a displasia cleidocraniana. Os doentes com displasia cleidocraniana apresentam normalmente problemas dentários significativos, como aplasia, impactação ou atraso na erupção dos dentes permanentes e a presença de dentes supranumerários.

Sandor GKB et al (2008)[55] analisaram casos de colocação de implantes para o tratamento de várias anomalias dentárias, incluindo defeitos estruturais no esmalte e na dentina, fusão de dentes e hamartomas, como os odontomas. Os defeitos do esmalte ocorrem como um espetro heterogéneo de tipos, com diferentes etiologias genéticas, conhecidos coletivamente como amelogénese imperfeita. A gravidade dos defeitos varia de pouco percetível a aplasia. Podem ocorrer como um único defeito ou como apenas um defeito num padrão reconhecível de defeitos, como a epidermólise bolhosa ou a odontodisplasia generalizada. Os defeitos da dentina são muito menos heterogéneos do ponto de vista clínico e podem ocorrer isoladamente ou em associação com a osteogénese imperfeita. Recomenda-se iniciar o tratamento no início do desenvolvimento da dentição decídua usando coroas pré-formadas e resina composta para prevenir a deterioração dos dentes e melhorar a estética. Esta estratégia é continuada durante a dentição mista e na dentição adulta. À medida que o paciente e/ou os pais se tornam mais conscientes da aparência, normalmente entre meados e o final da adolescência, podem ser colocadas coroas em dentes na zona estética da maxila e, menos frequentemente, da mandíbula e em pares de dentes posteriores oclusivos para proteção contra o desgaste. A escolha dos dentes a coroar é individual e dependerá das exigências estéticas, do padrão e da gravidade da degradação, bem como de considerações financeiras. A perda de dentes pode ser tratada com pontes fixas suportadas por dentes; no entanto, pode ser prudente considerar a utilização de coroas suportadas por implantes dentários para substituir dentes unitários em falta, na expetativa de que os implantes isolados possam ser incorporados em reconstruções maiores suportadas por implantes - fixos ou amovíveis - no caso de perda adicional de dentes adjacentes.

Carmichael RP et al (2008)[56] estudaram a colocação de implantes em casos de fenda labial e palatina. Um pouco mais de 1 em cada 900 crianças nasce com fenda labial com ou sem fenda palatina. Entre as crianças que nascem com fenda labial e palatina, aproximadamente 37% nascem com uma fenda labial isolada e aproximadamente 63% nascem com fenda labial e palatina. A maioria dos casos de fenda labial e palatina, aproximadamente 70%, ocorre como anomalias isoladas, enquanto aproximadamente 30% ocorrem em associação com outras anomalias congénitas e síndromes reconhecidas. A maioria dos grandes centros de cuidados terciários oferece cuidados interprofissionais para crianças com fendas orofaciais. A cirurgia corretiva primária é normalmente realizada no primeiro ano após o nascimento de um bebé com uma anomalia de fenda: a reparação do lábio é normalmente realizada aos 3 meses e a reparação do palato é normalmente realizada aos 6 meses. A reparação do processo alveolar é efectuada muito mais tarde, entre os 9 e os 11 anos de idade. Quando o enxerto ósseo do alvéolo é efectuado durante a fase de dentição mista, antes da erupção do canino permanente, ou seja, entre os 9 e os 11 anos de idade, é designado por enxerto ósseo alveolar secundário. Concluiu que, em pacientes com idade suficiente para receber implantes, mas que ainda não foram submetidos a enxerto da fenda alveolar, o protocolo cirúrgico recomendado é o enxerto ósseo terciário seguido, após 3 meses de consolidação do enxerto, pela colocação do implante. As dimensões do enxerto diminuem rapidamente após 4 meses de colocação. O enxerto ósseo revisional em várias fases é frequentemente necessário para colocar um implante e obter um resultado estético aceitável. A cicatrização do implante tem um prazo de 6 meses antes do início do fabrico da coroa.

Sandor GKB et al (2008)[57] afirmou que a capacidade de substituir dentes sem danificar a dentição residual torna a utilização de implantes dentários uma opção ideal a considerar para restaurar dentições devastadas por perdas dentárias traumáticas. Os pacientes que sofrem perdas dentárias resultantes de lesões traumáticas do complexo dentoalveolar podem ainda estar em fase de crescimento e, de facto, certas lesões que resultam em perdas dentárias são mais frequentes em pacientes jovens (por exemplo, avulsões de dentes anteriores). Os implantes dentários, assim como os dentes anquilosados, podem ter efeitos deletérios sobre o processo alveolar em crescimento. Como regra geral, a filosofia dos autores é respeitar o crescimento, adiando a colocação de implantes até à paragem do crescimento esquelético, documentada por radiografias cefalométricas laterais em série, efectuadas com 6 meses de intervalo. Além do crescimento, vários outros fatores associados à perda dentária também devem ser considerados na avaliação de uma dentição traumatizada. As lacerações associadas e as fracturas do osso facial são tratadas de forma aguda, conforme necessário. A conservação da estrutura dentoalveolar é maximizada através do tratamento das fracturas ósseas faciais associadas. As más oclusões pós-traumáticas e os danos na articulação temporomandibular e nas estruturas associadas são identificados aos pacientes, particularmente no que respeita ao prognóstico a longo prazo da dentição e da função da articulação temporomandibular ou à sintomatologia problemática futura. Em certas lesões bem confinadas ao complexo dentoalveolar, a colocação de implantes imediatamente após a avulsão ou remoção do dente pode ser considerada em indivíduos que não estejam a crescer. A colocação imediata oferece a possível vantagem de conservar a altura do osso alveolar, que de outra forma poderia ser perdida em resultado da remodelação pós-traumática. Embora a colocação imediata de implantes após a extração dentária tenha sido amplamente estudada, não o foi após a avulsão dentária.

Sandor GKB et al (2008)[58] estudaram a colocação de implantes na reconstrução de defeitos ablativos. A excisão de lesões orofaciais benignas e malignas estende-se frequentemente às porções portadoras de dentes dos maxilares, de modo a permitir um controlo adequado da doença. As lesões císticas agressivas dos maxilares podem destruir grandes áreas do processo dentoalveolar e das estruturas subjacentes, resultando na perda de dentes. A remoção de tumores como o fibroma ossificante, a fibromatose agressiva, o granuloma central de células gigantes e o ameloblastoma pode criar defeitos que são difíceis de restaurar. A colocação de implantes num defeito ablativo reconstruído com placas e parafusos permite a remoção do hardware de reconstrução no momento da colocação do implante. A remoção da ferragem de reconstrução enquanto o doente ainda está a crescer pode, em alguns casos, permitir que o crescimento das áreas afectadas dos maxilares seja retomado, desde que não seja ainda mais limitado por implantes dentários ou por uma prótese suportada por implantes. Nas reconstruções que envolvem a sínfise mandibular, utilizámos uma prótese concebida com uma divisão na linha média para acomodar o potencial crescimento transversal. No entanto, numa série de cinco crianças pequenas reconstruídas com pontes fixas suportadas por implantes crossarch divididas na linha média em enxertos fibulares livres vascularizados, não observámos qualquer separação entre os lados direito e esquerdo das pontes, como seria de esperar se as mandíbulas tivessem crescido transversalmente nas regiões intercuspidais. Não se espera que os implantes e as reconstruções suportadas por implantes cresçam verticalmente juntamente com o resto da arcada em desenvolvimento. Consequentemente, a reconstrução com implantes deve ser refeita periodicamente, de modo a evitar a distorção do plano oclusal e a sobre-erupção da dentição oposta. A sobrevivência dos implantes parece estar dentro dos limites do normal em adultos jovens que foram irradiados na primeira infância, se tiverem decorrido mais de 10 anos entre o tratamento com radiação e a altura da cirurgia de implantes. Esta observação contrasta com a observação de que a sobrevivência do implante é fraca em pacientes com um historial de radioterapia efectuada durante a idade adulta. Os clínicos que contemplam a realização de tratamento com implantes em pacientes irradiados devem ser meticulosos na obtenção de históricos de radiação, registos de fracionamento e detalhes de mascaramento e portais.

Sandor GKB et al (2008)[59] estudaram a facilitação da ortodontia e da cirurgia ortognática com recurso a implantes dentários. As condições que requerem tratamento ortodôntico e substituição de dentes em falta em pacientes jovens são, pela sua própria natureza, complexas. A abordagem do tratamento deve ser multidisciplinar, exigindo a estreita cooperação de uma tríade de protético, ortodontista e cirurgião bucomaxilofacial. A vantagem da ancoragem absoluta proporcionada por um implante dentário anquilosado foi reconhecida pelos ortodontistas logo nos primeiros anos após o advento da osseointegração. Nos anos mais recentes, os microimplantes gozaram de um certo nível de popularidade devido à sua novidade e facilidade de colocação, no entanto, a sua aceitação está a diminuir um pouco com a constatação, por parte dos profissionais, de que têm uma elevada taxa de insucesso. Os parafusos intra-ósseos e as placas ósseas oferecem a oportunidade de uma ancoragem ortodôntica segura, embora sejam obviamente mais invasivos. Os implantes dentários utilizados para obter uma ancoragem ortodôntica têm a vantagem de poderem ser utilizados como parte da restauração protética final, se o tratamento tiver sido corretamente planeado e executado. Os implantes dentários destinados a proporcionar uma ancoragem ortodôntica podem ser colocados numa localização extra-alveolar, fora das partes dentárias dos maxilares, ou numa localização intra-alveolar no interior. Esta distinção é importante no que diz respeito ao crescimento do paciente jovem. Os acessórios extra-alveolares podem ser colocados no palato, nas tuberosidades da maxila, nas arcadas zigomáticas ou nas áreas retromolares da mandíbula. Estes acessórios podem ser colocados em crianças em crescimento, uma vez que são temporários e podem ser removidos após a conclusão do tratamento ortodôntico. Estes implantes são particularmente úteis em pacientes com oligodontia que têm opções de ancoragem dentária significativamente reduzidas devido à falta de dentes.

Sandor GKB et al (2008)[60] afirmaram que a ausência congénita de dentes, como na oligodontia e na fenda alveolar, é geralmente acompanhada por defeitos ósseos do alvéolo maxilar. Os defeitos ósseos adquiridos do alvéolo maxilar resultam da extração de dentes, doença periodontal, trauma maxilofacial e ablação de tumores. A configuração dos defeitos alveolares pode ser principalmente de natureza horizontal ou vertical, ou uma combinação de ambas, e pode limitar a restauração de dentes naturais em falta com implantes dentários. A osteogénese de distração é uma técnica poderosa que revolucionou a cirurgia oral e maxilofacial pediátrica, proporcionando um meio de alongar de forma fiável os ossos do terço médio da face e da mandíbula. A osteogénese de distração pode acelerar o momento da colocação de implantes na população pediátrica. A idade mais apropriada para a colocação de implantes foi amplamente discutida em muitos dos artigos desta edição. Experiências concebidas para estudar o efeito dos implantes dentários no crescimento e desenvolvimento dentoalveolar em porcos demonstraram que os implantes permanecem estacionários e não irrompem juntamente com os dentes adjacentes. Verificou-se que os implantes inibem o crescimento local e o desenvolvimento do processo alveolar, à semelhança do comportamento dos dentes anquilosados. A normalização da capacidade dos implantes para permitir a osteogénese de distração aumentaria a capacidade de aperfeiçoar a estética no futuro, após alterações prejudiciais tardias relacionadas com o crescimento alveolar residual, o crescimento contínuo do processo dentoalveolar até à idade adulta, a erupção dos dentes adjacentes e a recessão dos níveis de tecido mole.

Stanford et al (2008)[61] realizaram um estudo para avaliar os resultados específicos dos pacientes e a satisfação com a utilização de implantes dentários numa população afetada por displasia ectodérmica. Os dados baseados nos pacientes foram recolhidos utilizando um instrumento de inquérito auto-relatado enviado a pacientes pertencentes a uma fundação privada de pacientes e/ou tratados anteriormente numa clínica governamental. Foi desenvolvido um instrumento de inquérito padronizado para avaliar a satisfação dos pacientes, os resultados e as potenciais complicações da utilização de implantes dentários. O instrumento de inquérito foi enviado por correio para 253 indivíduos afectados que declararam ter várias formas de displasia ectodérmica e que eram voluntariamente participantes na Fundação Nacional para as Displasias Ectodérmicas e/ou eram participantes no programa de investigação clínica do Instituto Nacional de Investigação Craniofacial Dentária Intramural da Displasia Ectodérmica dos EUA. Obteve-se um total de 109 respostas (taxa de resposta de 43%). A duração após a conclusão da terapia com implantes variou de 1 a 23 anos. Dos 109 participantes, 50% relataram uma complicação protética ou de implante com o tratamento com implantes e 24% relataram alguma forma de fracasso com a terapia com implantes. No entanto, 91% dos participantes referiram estar satisfeitos ou muito satisfeitos com os implantes dentários, e 95% referiram que o tratamento valeu o tempo e o custo. Os indivíduos afectados que receberam terapia de substituição de dentes com implantes dentários relataram satisfação com o resultado. Foi registado um nível mais elevado de complicações, incluindo infeção, problemas mecânicos e perda de implantes, em comparação com a população não afetada.

Bergendal et al (2008)[62] efectuaram um estudo sobre implantes dentários em crianças com DE e anodontia até aos 16 anos de idade. Concluiu que o implante é uma modalidade de tratamento raramente utilizada em crianças com menos de 16 anos. A taxa de insucesso em crianças devido a anodontia foi ligeiramente superior à dos adultos. É fortemente defendida a centralização da operação de implantes em crianças pequenas com DE e a monitorização dos resultados.

Alan KW et al (2009)[63] criticam a literatura disponível sobre implantes dentários em pacientes com síndrome de displasia ectodérmica (DE) e agenesia dentária, analisam os resultados da terapia com implantes nestes pacientes e fornecem recomendações sobre o momento da colocação de implantes para estes pacientes. Foram efectuadas pesquisas na Medline, Embase, All EBM Reviews e Pre-Medline para artigos relacionados com pacientes com implantes que sofrem de DE. Foram excluídos os artigos não relacionados com o tópico dos implantes dentários em pacientes com DE e agenesia dentária, sem resumos ou noutras línguas que não o inglês. Os artigos selecionados foram classificados de acordo com os níveis de evidência, com base nas diretrizes estabelecidas pela Agency for Health Care Policy and Research. Os artigos que apresentavam um nível de evidência IV foram excluídos deste estudo. A literatura sobre implantes dentários em pacientes com DE e agenesia dentária foi considerada escassa. Não foram encontrados estudos randomizados controlados ou de caso controlado. Foram encontrados apenas 12 artigos que satisfaziam todos os critérios de inclusão. As taxas de sobrevivência dos implantes variam entre 88,5% e 97,6% em pacientes com DE e entre 90% e 100% em pacientes com agenesia dentária. Os implantes colocados em pacientes com DE adolescentes não têm um efeito significativo no crescimento craniofacial, enquanto os implantes colocados em pacientes com DE com menos de 18 anos têm um maior risco de fracasso.

Estudos em animais:

Thailander et al (1992)[64] concluíram um estudo para determinar se os implantes osseointegrados se comportam como dentes no maxilar em crescimento. Foram utilizados seis porcos jovens, um dos quais foi selecionado aleatoriamente como controlo. Os porcos de teste receberam quatro implantes cada um em regiões com desenvolvimento dento-alveolar variado. Os resultados biométricos e radiográficos, após um período experimental de 165 dias, mostraram que os implantes osseointegrados não se deslocam secundariamente nas dimensões sagital e transversal e, portanto, não se comportam como dentes normais. Consequentemente, a técnica de osseointegração não deve ser recomendada nas regiões laterais em crianças pequenas.

Sennerby et al (1993)[65] As reacções dos tecidos aos implantes de titânio inseridos em maxilares em crescimento de suínos foram estudadas por meio de histologia. Com a idade de 12 semanas, 5 porcos de teste receberam cada um 4 implantes de titânio Brånemark System (fixações). Os acessórios foram inseridos imediatamente após a extração da raiz mesial do segundo pré-molar decíduo (P2) e do canino decíduo (C) de um lado da mandíbula e da raiz mesial do primeiro pré-molar decíduo (P1) do outro lado. O quarto implante foi colocado após a extração do incisivo lateral decíduo (L) de um lado do maxilar superior. Além disso, 1 porco em que não foram realizadas extracções ou instalações de fixações serviu de controlo. Todos os porcos foram seguidos durante 165 dias com exames clínicos, radiográficos e biométricos, cujos resultados foram previamente apresentados. Neste estudo, foram produzidas secções de solo com 10 microns de espessura para histologia após as mandíbulas terem sido fixadas por imersão em formalina e posteriormente processadas e embutidas em resina plástica. Seis dos acessórios originalmente inseridos foram perdidos durante o período experimental, e os restantes implantes encontravam-se envolvidos por osso mineralizado em diferentes graus. Relativamente à relação entre os dentes e as estruturas de fixação, verificou-se que, na região dos pré-molares do maxilar inferior, os dentes se encontravam posicionados superiormente e angulados bucalmente em relação às estruturas de fixação. No maxilar superior, os implantes estavam posicionados abaixo dos dentes adjacentes, mas centralizados no processo alveolar. Os germes dentários adjacentes ao suporte tinham uma trajetória de erupção deslocada, para vestibular ou para lingual, em relação ao suporte. Se o botão se desenvolvesse em contacto estreito com o suporte, podia observar-se uma alteração da morfologia do germe.

5. FACTORES QUE LIMITAM A COLOCAÇÃO DE IMPLANTES EM CRIANÇAS EM CRESCIMENTO

Os benefícios da utilização de implantes em doentes em crescimento são tão importantes como as preocupações com a sua utilização prematura. Trata-se de um assunto controverso, pelo que é necessário um diagnóstico e um plano de tratamento individuais e cuidadosos. Uma vez que os implantes dentários em crianças são uma nova modalidade de tratamento, o impacto que uma prótese suportada por osso pode ter no crescimento facial ou, inversamente, a forma como o crescimento pode influenciar a longevidade e a estética da prótese de implante não é conhecido de forma muito clara.[28]

Devem ser tomadas precauções extremas na colocação de implantes em crianças devido às alterações de crescimento do maxilar e da dentição:[66]

1. Sempre que possível, a colocação de implantes deve ser adiada até à idade de 15 anos para as raparigas e 18 anos para os rapazes.
2. Os doentes em crescimento tratados com implantes dentários devem ter um acompanhamento adequado.
3. É necessária mais investigação nas áreas da colocação de implantes em crianças em crescimento.
4. A localização do implante, o sexo do paciente e o nível de maturação do esqueleto são os factores mais importantes na decisão final de quando colocar o implante
5. Continua a ser recomendado esperar pela conclusão do crescimento dentário e esquelético, exceto em casos graves de Displasia Ectodérmica.

São vários os factores que afectam a colocação de implantes em crianças:

1. Idade e sexo
2. Calendário
3. Localização do implante
4. Duração do período de desdentação
5. Osteointegração de implantes

1) Escolher uma idade correta para a colocação do implante

Numa criança em crescimento, a substituição de um dente permanente perdido por traumatismo por um implante representa um dilema desafiante, porque a falta de potencial de erupção do implante pode levar a discrepâncias no plano oclusal, problemas estéticos e possível perturbação do desenvolvimento normal do maxilar. Op Heij et al[37] da Universidade Católica de Leuven, na Bélgica, resumiram os padrões de crescimento de cada maxilar, observando as suas implicações e dando recomendações de tratamento (Tabela 1).

Implications of early implant placement by location and type of growth				
	Transvers e growth	Sagittal growth	Vertical growth	Recommendatio n
Maxilla	Anterior region completed prior to adolescent growth spurt Sutural widening greater in posterior	Closely associated with skeletal growth; when it follows the mandibular growth, loss of sutural growth via resorption results	Maxilla displaced downward via sutural growth, remodeling and eruption; adult levels of vertical growth usually reached at age 17—18 in girls and later in boys	Delay implant placement until skeletal growth complete *In anodontic child, implant placement in the posterior could be considered under wellplanned conditions
Implicatio n	•Can lead to diastema and shifting of midline to the implant side	Anterior resorption could result in loss of bone on labial side of implant	Leads to infraocclusal; unfavorable •Endosseous-supraosseous Ratio	
Mandible	Anterior growth ceases early; limited remodeling causes least problems Posterior growth continues longer through remodeling and bone apposition	Endochondral growth at condyle and remodeling of ramus	Height increase bv condylar growth and bone apposition Facial types develop in different ways • Normal: minor rotation	Delay implant placement until skeletal growth complete *In a severe anodontic or oligodontic child. implants may be placed mandible

			• Short: horizontal growth, forward rotation, deep bite • Long: vertical growth, posterior rotation, skeletal open bite	*Lack of reports with reffi:rd tu mrpi- iiUl- -
Implicatio n	Premolar or molar implant could be shifted into a lingual position	No impact on implant placement Rotation in sagittal plane must be considere d	Affects antereoposterior and vertical eruption patterns • Affects relationship between implant and adjacent tooth in vertical and labiolingual directio n	

A chave para a colocação de implantes nestes doentes parece ser a determinação da paragem do crescimento. Uma vez que a idade em que o crescimento está completo varia muito, a idade cronológica não é um verdadeiro indicador da paragem do crescimento. A idade média dos surtos de crescimento nas raparigas é de 12 anos, enquanto a idade média nos rapazes é de 14 anos. No entanto, as alterações de crescimento ocorrem para além da altura do surto de crescimento e podem variar até 6 anos. Além disso, os indivíduos com rostos curtos e longos apresentam alterações até aos 25 anos de idade.[31]

Em casos de anodontia ou oligodontia severa na mandíbula, existe a possibilidade ou necessidade de colocar implantes mesmo antes do surto de crescimento pubertário, uma vez que neste grupo de pacientes poucas alterações de crescimento ocorrem na região anterior após a idade de 5-6 anos, especialmente devido à ausência de dentes. Para a maxila, sugere-se que se espere até depois do surto de crescimento.[67]

Durante a reunião de consenso em 1995, foi decidido que a colocação de implantes, especialmente em casos parcialmente edêntulos, deve ser preferencialmente adiada até ao final do crescimento craniofacial/esquelético.[68]

Oesterle et al[6] observou que os implantes colocados antes da paragem do crescimento, especialmente na maxila, têm um comportamento imprevisível e, por isso, devem ser utilizados com muita cautela. Sugeriu que os implantes colocados durante o período puberal têm uma maior probabilidade de sucesso, mas ainda assim menor do que os implantes pós-puberais ou pós-crescimento.

Cronin et al[24] observaram que se os implantes forem colocados durante o crescimento ativo, podem ser deslocados ou mal posicionados devido ao crescimento contínuo e podem necessitar de remoção e substituição. Os implantes colocados depois dos 15 anos nas raparigas e dos 18 anos nos rapazes têm o prognóstico mais previsível. Os implantes colocados antes destas idades podem não ser permanentes e podem ter de ser reimplantados.

2) <u>Calendário</u>

A determinação da altura ideal para o tratamento com implantes em crianças parece bastante difícil, porque muitos aspectos diferentes têm de ser considerados para encontrar a melhor estratégia de tratamento individual. No entanto, há relatos na literatura que descrevem a colocação de implantes logo aos 3 anos[30] ou aos 5 anos de idade.[40] Mas a altura mais segura para colocar implantes parece ser durante a parte inferior do declínio da curva de crescimento adolescente, na idade adulta ou perto dela, o que pode ser determinado por radiografias cefalográficas, medidas seriadas de estatura ou radiografias de punho.[69] Outros aspectos relevantes a considerar incluem o estado individual da dentição existente, o estado funcional da mastigação e da fonética, os aspectos estéticos e o bem-estar psicológico emocional.[70] Por último, tanto os pais como a criança têm de ser cumpridores do tratamento com implantes e da higiene dos implantes.[44] De acordo com a conferência de desenvolvimento de consenso do Instituto Nacional de Saúde de 1988 sobre implantes dentários, realizada em Bethesda, as crianças com displasia ectodérmica podem beneficiar da utilização de implantes dentários. Os relatórios publicados sobre a utilização de implantes em pacientes jovens são ainda muito limitados, sendo necessários estudos clínicos a longo prazo para se chegar a conclusões sólidas.[28]

Se os objectivos do planeamento do tratamento favorecerem a utilização de implantes antes da maturação esquelética, os pais devem ser informados sobre os benefícios e as possíveis complicações, e deve ser dada especial atenção à conceção da prótese.[28]

3) Recomendações por zona para a colocação de um implante

a) Maxila anterior

A região anterior do maxilar é uma área importante a ter em consideração, uma vez que se verificam frequentemente ausências dentárias congénitas e perdas dentárias traumáticas nesta área. As alterações de crescimento verticais e antero-posteriores nesta área são substanciais e, por razões estéticas e funcionais, a colocação de implantes deve ser adiada até que o crescimento nesta região esteja concluído.[12]

O crescimento vertical do maxilar excede todas as outras dimensões de crescimento nesta região; por conseguinte, a colocação prematura de implantes pode resultar na necessidade repetida de alongar a ligação transmucosa do implante, resultando num rácio implante-prótese deficiente e no potencial de ampliação da carga.[12]

- A colocação prematura de um implante perto da linha média pode criar uma desarmonia espacial mesiodistal secundária ao crescimento sutural mediano, que se acelera na puberdade.

- A colocação de implantes na região anterior do maxilar antes dos 15 anos, no caso das mulheres, e dos 17 anos, no caso dos homens, só deve ser tentada para atingir objectivos únicos de planeamento do tratamento e com especial ênfase na determinação da idade esquelética, no consentimento informado e na possibilidade de uma futura substituição do implante.

É o local mais arriscado para a implantação precoce devido à imprevisibilidade do crescimento na área, especialmente na presença de dentes naturais. A colocação prematura de implantes pode exigir um alongamento repetido da parte transgengival ou transmucosa do implante, resultando numa relação implante-prótese deficiente e numa ampliação adversa da carga. É aconselhável adiar a colocação do implante até que o crescimento do esqueleto esteja concluído.[11,67]

b) Maxila posterior

A variação extrema no crescimento vertical e anteroposterior também é observada na maxila posterior. Um importante fator adicional de crescimento é o crescimento transversal da maxila na sutura palatina mediana e no alvéolo. O aumento da largura no aspeto posterior da sutura palatina mediana é aproximadamente três vezes maior do que o observado no aspeto anterior da sutura palatina mediana. Essa variação não só produz um crescimento transversal acentuado, mas também um crescimento rotacional. Todas essas variáveis servem como alerta e reforçam o fato de que o tratamento mais previsível ocorre mais próximo ao final da maturação.[12]

A grande variabilidade do crescimento vertical observada nesta região tem o potencial de causar um grave problema de ampliação da carga biomecânica devido ao aumento da força mastigatória colocada nas superfícies oclusais posteriores. A colocação de implantes dentários osseointegrados no quadrante posterior do maxilar deve ser adiada até aos 15 anos nas mulheres e aos 17 anos nos homens. Deve ter-se especial cuidado ao colocar implantes antes da maturidade esquelética devido ao padrão de aposição e reabsorção do maxilar posterior.[12]

Um implante inserido precocemente pode ficar submerso oclusalmente e exposto apicalmente devido à reabsorção do osso no seio maxilar/chão do nariz. Recomenda-se que a colocação de um implante seja adiada até ao fim do crescimento.[11,67]

c) Mandíbula anterior

Do ponto de vista do crescimento e desenvolvimento, a região mandibular anterior apresenta o melhor local para a colocação de um implante osseointegrado antes da maturação esquelética. Embora a mandíbula apresente menos variáveis de confusão, o fechamento da sutura da sínfise mandibular ocorre durante os dois primeiros anos de vida. Foram feitas recomendações para iniciar o tratamento em crianças com displasia ectodérmica logo aos três anos de idade, criando uma melhoria na aparência facial que leva a benefícios emocionais, psicológicos, fonéticos e funcionais demonstráveis.[12]

Este local parece ter o maior potencial para a utilização precoce de uma prótese suportada por implantes. No entanto, a utilização de implantes precoces em combinação com dentes não é aconselhável devido à alteração compensatória significativa da dentição nesta área durante o crescimento.[11,67]

d) Mandíbula posterior

Uma grande variação no crescimento ocorre na região posterior da mandíbula, levando a uma infra-oclusão progressiva do implante e prejudicando os dentes adjacentes. Por isso, o implante nessa região não deve ser colocado até que o crescimento esquelético esteja completo[12]

Recomenda-se que a colocação do implante seja adiada até que o crescimento esquelético esteja concluído, uma vez que a infra-oclusão progressiva do implante e os danos nos dentes adjacentes impedem a colocação precoce do implante neste local.[11,67]

Nos últimos anos, foram publicados vários relatos de casos de inserções de implantes na mandíbula anterior de crianças; a maioria dos autores concorda que a área anterior da mandíbula parece ter o maior potencial para a utilização precoce de uma prótese suportada por implantes. A taxa de sobrevivência de implantes colocados na mandíbula anterior de pacientes pediátricos com displasia ectodérmica foi relatada com 88% em pré-adolescentes e 91% em adolescentes. As taxas de sobrevivência foram consistentemente mais elevadas para os implantes colocados na mandíbula (91% a 92%) do que para os colocados na maxila (71% a 86%). Considerando as evidências apresentadas, os implantes osseointegrados no maxilar de pacientes em crescimento devem ser efectuados com muita cautela. Uma vez que os implantes maxilares anteriores tinham 2,8 vezes mais probabilidades de falhar do que os colocados na mandíbula anterior.[28]

4) Recomendações para a colocação de implantes de acordo com o comprimento do espaço edêntulo

Sharma e Vargervik afirmaram que a utilização de implantes em crianças em crescimento não é recomendada por rotina devido a preocupações relacionadas com o crescimento dos maxilares. No entanto, nem todas as crianças com dentes em falta precisam de esperar que o crescimento esteja concluído antes da colocação do implante. Esta decisão deve basear-se não só no crescimento, mas também no número e na localização dos dentes em falta.[71]

Embora todos os estudos evidenciem que a colocação de implantes deve ser adiada até à conclusão do crescimento, existem determinados casos em que podemos considerar a colocação de implantes. Sharma e Vargervik classificaram estes pacientes em três grupos distintos que seguem critérios anatómicos específicos:[71]

- Grupo I: Crianças com falta congénita de um único dente e com dentes permanentes adjacentes
- Grupo II: Crianças a quem faltam mais do que alguns dentes, mas que têm dentes permanentes presentes adjacentes a sítios edêntulos
- Grupo III: Crianças completamente desdentadas numa arcada ou com um ou dois dentes em más posições na arcada.

Nos doentes do Grupo I, se o implante for colocado antes da conclusão do crescimento, o implante ficará submerso em relação aos dentes adjacentes. Isto levaria a uma complicação estética e poderia resultar numa má relação implante/coroa se a restauração fosse refeita no seu comprimento adequado para camuflar a submersão. Nos pacientes do Grupo II, são utilizadas próteses removíveis para otimizar ortodonticamente as posições dos dentes e consolidar os espaços edêntulos. No entanto, nalguns pacientes, os implantes podem ser colocados antes do crescimento estar completo, pelos benefícios psicológicos de ter uma solução mais funcional, estável e estética. No entanto, quando o crescimento estiver completo, haverá necessidade de reposicionar cirurgicamente o segmento do implante com osteotomia segmentar ou osteogénese de distração para uma posição mais favorável. Outra alternativa seria a substituição da prótese por porcelana rosa para melhorar a simetria estética da proporção dos dentes e a posição gengival. Os pacientes do Grupo III geralmente têm o diagnóstico de displasia ectodérmica. Como os dentes estão ausentes, o crescimento dentoalveolar e a subsequente submersão do implante não são uma preocupação. Neste caso, o crescimento da mandíbula para baixo e para a frente e a consequente discrepância do tamanho do maxilar são um problema. No entanto, devido à má higiene oral, a colocação de implantes em pacientes com menos de 7 anos de idade não é indicada. Num estudo realizado por Kearns, Perrott e Sharma, em pacientes com displasia ectodérmica, foram colocados implantes com sucesso na arcada maxilar e na mandíbula anterior ao forame mental.[72] No entanto, pode ser necessária cirurgia quando o crescimento estiver completo para corrigir a discrepância de tamanho da mandíbula. A prótese pode ter de ser refeita.[71]

5) <u>Osteointegração de implantes</u>

A. Crescimento da maxila e o implante osseointegrado

A pesquisa mostrou claramente que a maxila muda dramaticamente durante o crescimento em todos os três planos do espaço. À medida que o maxilar se move para baixo e para a frente com o crescimento, o processo alveolar sofre uma remodelação considerável e alterações conformacionais. O comportamento dos implantes não pode ser previsto com certeza neste ambiente. Não foram encontrados estudos sobre o comportamento de implantes osseointegrados no ser humano em crescimento. No entanto, o comportamento dos implantes de tântalo de Bjork, os implantes osseointegrados em porcos e os dentes decíduos anquilosados fornecem fortes sugestões relativamente ao seu possível comportamento. O enterramento de implantes em áreas de aposição óssea e a perda de implantes em áreas de osso em reabsorção atestam a natureza dinâmica do processo alveolar. Dentes decíduos anquilosados enterrados a mais de um centímetro no alvéolo maxilar sugerem como um objeto osseointegrado pode ficar submerso. A conclusão óbvia é que um objeto osseointegrado permanecerá estacionário no osso que o rodeia e não se moverá nem se adaptará às alterações de crescimento do osso, como acontece com um dente com um ligamento entre a sua raiz e o osso. Portanto, um implante osseointegrado colocado no alvéolo posterior de uma maxila jovem e em crescimento pode ficar significativamente enterrado no osso, e sua porção apical pode ficar exposta à medida que o assoalho nasal se remodela oclusalmente. Uma vez que a porção anterior do maxilar sofre reabsorção nas áreas da fossa infradental e do pavimento nasal, qualquer implante colocado no processo alveolar anterior pode ficar exposto ou perder-se completamente em resultado da remodelação.[6]

As próteses que atravessam a sutura palatina mediana e são fixadas a implantes podem potencialmente restringir o crescimento transversal. Quando a maxila se alarga na sutura da linha média, os incisivos centrais são impedidos de se separarem pelas fibras gengivais circunferenciais e interdentais, bem como pelas fibras periodontais que unem os dentes. Os implantes, anquilosados como estão ao osso, não estariam sujeitos a este sistema de compensação. Consequentemente, os implantes localizados em lados opostos da sutura palatina mediana de uma criança pré-púbere seriam afastados a uma distância significativa pelo crescimento transversal. Esta separação criaria problemas estéticos e funcionais. Em contrapartida, se estes implantes fossem unidos por uma prótese fixa, o crescimento transversal da maxila poderia ser inibido. Foram apresentadas provas de que os implantes podem ser utilizados como uma excelente âncora esquelética e de que a destruição da sutura palatina mediana pode diminuir o crescimento transversal da maxila, pelo que uma prótese suportada por implantes que atravesse a sutura palatina mediana limitaria muito provavelmente o crescimento transversal. A limitação do crescimento seria maior quanto mais posteriormente os implantes fossem colocados, porque o crescimento ocorre mais posteriormente do que anteriormente. Assim, a obtenção de uma largura maxilar normal na criança anodôntica seria impedida por um aparelho trans-sutural, exagerando a deficiência maxilar que já existia em virtude da condição edêntula original. Para agravar estas condições, a incapacidade do implante de se deslocar ou mover na direção antero-posterior, tal como os dentes naturais, criaria uma distorção adicional no desenvolvimento.[6]

Recomendações para a colocação de implantes na maxila

Considerando as evidências apresentadas, os implantes osseointegrados no maxilar de pacientes em crescimento devem ser efectuados com muita cautela. Os implantes colocados antes da paragem do crescimento são imprevisíveis no seu comportamento. Assim, os implantes colocados no início da dentição mista têm um mau prognóstico de utilidade contínua até à puberdade. As alterações dentárias e esqueléticas na maxila seriam provavelmente demasiado grandes e imprevisíveis para o prostodontista ultrapassar com uma prótese ajustável. As próteses transpalatais rígidas no paciente pré-púbere ou puberal precoce devem ser evitadas para permitir um crescimento maxilar transversal sem restrições. Os implantes colocados durante o período pubertário têm uma maior probabilidade de sucesso, mas ainda assim menor do que os implantes pós-púberes ou pós-crescimento. À medida que os relatos de casos sobre o uso de implantes forem sendo publicados no futuro, deve-se ter muita cautela ao generalizar os resultados. A variação no crescimento de indivíduo para indivíduo na quantidade e direção da mudança é grande. Quase todos os estudos de crescimento enfatizam a dificuldade em prever, numa idade precoce, a quantidade e a direção do crescimento de um determinado indivíduo. O relato de um implante bem sucedido num indivíduo não pode ser aplicado universalmente. Os implantes colocados em locais idênticos em dois indivíduos podem falhar num e revelarem-se bem sucedidos no outro. Pode ter ocorrido um crescimento considerável no primeiro, enquanto que no doente com o implante bem sucedido pode ter ocorrido um crescimento muito reduzido. Uma atenção cuidadosa ao crescimento e desenvolvimento da maxila permitirá à equipa de implantes dentários prestar os melhores cuidados possíveis ao jovem doente com desvantagens dentárias.[6]

B. Alterações mandibulares e o implante osseointegrado

Assim como a maxila, a mandíbula é uma unidade dinâmica e mutável durante o crescimento. Entretanto, como a mandíbula tem uma configuração em V, os dentes posteriores irrompem naturalmente com larguras cada vez maiores. Consequentemente, não há necessidade - e nenhum mecanismo - de alargar a arcada, como na maxila. A distância entre os dentes pode aumentar para coordenar com o aumento da largura maxilar, mas isso ocorre por remodelação alveolar e, como descrito acima, geralmente não é dramático. Por esta razão, não é provável que um implante fique mal posicionado, estética ou funcionalmente, devido aos movimentos transversais dos dentes adjacentes durante o crescimento.[24]

Os implantes bem sucedidos na mandíbula são também favorecidos pela ausência de uma sutura complicadora. Uma vez que a sutura sinfisária começa a fechar nos meses seguintes ao nascimento, não existe o perigo de a cirurgia de implante traumatizar um local de crescimento e existe pouca possibilidade de uma prótese colocada na linha média limitar o crescimento transversal. Os implantes da linha média mandibular têm, por isso, um melhor prognóstico num paciente jovem do que os colocados noutras áreas da mandíbula. O desenho da prótese deve ter em conta o aumento médio da altura dentária de 5 a 6 mm e a variação antero-posterior causada pelas diferentes direcções do crescimento mandibular.[22,24] Os problemas psiquiátricos, funcionais e estéticos associados à displasia ectodérmica colocam o prostodontista perante decisões difíceis de planeamento do tratamento, tendo os implantes dentários endósseos sido sugeridos como uma ajuda potencial.[73] A prótese de implante é concebida como uma estrutura destacável com dentes de prótese processados em resina acrílica activada por luz. Este desenho facilita os ajustes periódicos para o crescimento e desenvolvimento futuros.[24]

Existe, no entanto, uma preocupação séria que limita a utilização de implantes osseointegrados mandibulares em crianças em crescimento, que é a erupção vertical (e, em alguns casos, a alteração angular) necessária das unidades dentárias. O enterramento de um implante devido à aposição do osso alveolar oclusal é possível tanto no segmento posterior como no anterior. Esta condição pode ser exacerbada em ambas as áreas por um padrão de crescimento rotacional desfavorável.[24]

A falta de ajustes verticais e angulares do implante pode não ser tão prejudicial para o resultado final em alguns casos como noutros. Por exemplo, em pacientes totalmente anodônticos, a posição dos implantes, defeituosa ou não, não teria tanto impacto no osso alveolar circundante como teria num paciente parcialmente anodôntico, no qual se poderia esperar uma alteração considerável com o crescimento alveolar vertical associado aos dentes. Existem, no entanto, fortes indicações para a utilização de implantes numa fase precoce do desenvolvimento da criança anodôntica ou parcialmente anodôntica. Uma prótese firmemente fixada não só permite a restauração da altura facial, como também melhora a estética e a autoimagem, bem como a função dentária. No entanto, a utilização de implantes na dentição primária ou na dentição mista precoce deve ser efectuada de forma muito deliberada. Não só as alterações de crescimento e desenvolvimento dentário durante este período são extensas, como também não existe a capacidade de prever o resultado final. Na maioria dos casos, o plano de tratamento mais seguro é esperar até que o crescimento abrande antes de colocar quaisquer implantes. As raparigas crescem ativamente até aos 14 a 15 anos de idade, enquanto os rapazes crescem mais e mais abundantemente até aos 17 a 18 anos de idade.[24]

Recomendações para a colocação de implantes na mandíbula

Esta revisão ilustra o aspeto dinâmico da oclusão na criança em crescimento, bem como a diversidade das tendências de desenvolvimento entre os indivíduos. Uma discussão sobre as tendências médias de crescimento e as alterações dentárias médias durante o desenvolvimento fornece ao clínico um conceito de desenvolvimento normal. No entanto, é quase impossível extrapolar os dados médios para um indivíduo e prever o crescimento.[24]

Devido às alterações que ocorrem tanto na dentição como nos maxilares em crescimento, a colocação de implantes em crianças deve ser efectuada com extremo cuidado. A cirurgia ortognática para a maxila ou mandíbula é normalmente adiada até depois da puberdade, para que o crescimento adolescente não restabeleça o padrão adverso. Da mesma forma, se os implantes forem colocados durante o crescimento ativo, podem ser deslocados ou mal posicionados pelo crescimento contínuo e podem necessitar de remoção e substituição. Sempre que possível, a colocação de implantes deve ser adiada até aos 15 anos nas raparigas e aos 18 anos nos rapazes. Os implantes colocados após estas idades têm o prognóstico mais previsível. Os pais e o doente devem ser devidamente informados de que os implantes colocados antes destas idades podem não ser "permanentes" e podem ter de ser reimplantados. Se os implantes forem considerados necessários numa criança, devem ser tomadas precauções durante a colocação do implante e o desenho da prótese subsequente. Embora a principal área de preocupação seja a sutura palatina mediana do maxilar, o paciente em crescimento que recebeu um implante em qualquer arcada deve ser monitorizado de perto para assegurar que o implante permanece funcional e não perturba o crescimento.[24]

Os implantes submersos, tal como os dentes anquilosados, podem interferir com as relações dente a dente e afetar a distribuição da força oclusal, os padrões de crescimento total do maxilar e as relações oclusais a longo prazo. Se um implante for afetado negativamente pelo crescimento ou, pelo contrário, estiver a causar um crescimento adverso, deve ser removido enquanto a cirurgia ainda não está complicada.[24]

É necessário efetuar mais investigação na área dos implantes em crianças em crescimento. A evidência anedótica do sucesso de implantes em crianças deve ser avaliada com cautela. Uma vez que a quantidade e a direção do crescimento variam muito de indivíduo para indivíduo, o sucesso em alguns indivíduos não pode ser extrapolado para a população em geral. Os pacientes em crescimento tratados com implantes dentários devem ter um acompanhamento adequado, incluindo radiografias cefalométricas. Estudos bem controlados em animais, particularmente em primatas, poderiam fornecer mais informações sobre a utilização de implantes em crianças.[24]

6. PREVISÃO DO CRESCIMENTO FACIAL

As alterações do padrão normal de crescimento criam o maior problema na tentativa de prever o crescimento.[74] Os coeficientes de correlação para prever o tamanho aos 15 anos em relação ao tamanho aos 4 anos são baixos, com uma eficiência de previsão de 50 % ou inferior. Por conseguinte, a quantidade de mudança quando aplicada a um indivíduo é imprevisível.[22]

Não existe um método único para prever o fim do crescimento. De facto, estudos a longo prazo em adultos indicam que o crescimento nunca pára, mas continua ao longo da vida na mesma direção que durante a adolescência, mas a um ritmo muito reduzido. Embora o crescimento estutural cesse, o crescimento vertical da face e a consequente erupção dos dentes continuam após a puberdade.[5,75]

Ao longo dos anos, numerosos estudos sobre o desenvolvimento do esqueleto mostraram que as crianças apresentam um padrão semelhante de crescimento geral do esqueleto. O crescimento processa-se numa série de surtos, sendo que o padrão normal apresenta uma taxa elevada durante a primeira e a segunda infância, seguida de uma taxa decrescente no final da infância. Esta taxa decrescente de crescimento passa depois por outro período de aceleração na adolescência, conhecido como "surto de crescimento pubertário". Embora o padrão seja semelhante de doente para doente, a altura em que ocorre varia muito. O surto de crescimento pubertário é uma aceleração acentuada da taxa de crescimento na adolescência. Verificou-se que este surto - um pico de crescimento incremental - ocorre aproximadamente dois anos mais cedo nas mulheres do que nos homens, com uma média de idades de 12 e 14 anos, respetivamente. O surto de crescimento esquelético global foi identificado pelo incremento máximo em altura, uma vez que esta medida de estatura representa o crescimento geral do esqueleto.[76]

Embora as idades médias do início e do pico do surto de crescimento pubertário estejam bem estabelecidas, existe uma grande variação na altura destes acontecimentos entre indivíduos. Hagg e Taranger (1982)[77] descobriram que os homens tinham um intervalo de seis anos tanto no início como no pico do surto pubertário, enquanto as mulheres tinham um intervalo de sete e seis anos no início e no pico, respetivamente. Hunter (1966)[77,78,79] estudou o momento do surto de crescimento facial em relação à altura do corpo e encontrou um intervalo de quatro anos para o início do período de crescimento puberal nos homens e um intervalo de cinco anos nas mulheres.7 Outros investigadores encontraram variações semelhantes nesses eventos puberais. Assim, parece que uma previsão do momento do surto de crescimento baseada na idade cronológica pode ter um erro considerável. Não é claro, no entanto, que outros factores de previsão possam ser melhores.

A correlação entre o momento do surto de crescimento facial e vários eventos esqueléticos sequenciais tem sido investigada há décadas, e muitos métodos têm sido sugeridos na esperança de prever o momento do surto de crescimento facial. Neste contexto, os potenciais preditores do momento do surto de crescimento vão desde a idade cronológica ao desenvolvimento dentário e aos eventos de ossificação no esqueleto.[76]

Os primeiros estudos de Hellman[80,81] e Goldstein[82] estabeleceram o padrão geral de crescimento facial através da análise das dimensões craniométricas e cefalométricas. Ambos descobriram que a face da criança passa por períodos de desaceleração e aceleração do crescimento - "surtos". Goldstein relatou que, no sexo masculino, a face apresenta o seu maior incremento de crescimento entre os 3 e os 5 anos de idade, e depois a taxa diminui continuamente até aos 13 a 15 anos, altura em que a face apresenta um surto marcado e relativamente breve. Embora estas tenham sido contribuições de descobertas marcantes, a sua utilização da estrutura transversal podia discriminar apenas as alterações mais óbvias ao longo do desenvolvimento.

Bjork[25] investigou o padrão de crescimento da mandíbula utilizando implantes metálicos em 45 homens. Ele descobriu que um homem pré-púbere exibe aproximadamente 3 mm de crescimento mandibular por ano, seguido de uma diminuição para um mínimo pré-púbere de aproximadamente 1,5 mm. A partir desse mínimo, começa o surto puberal e a mandíbula cresce uma média de 5,5 mm por ano até o máximo puberal. Bjork descobriu que o mínimo pré-púbere ocorre numa idade média de 11,75 anos para os homens, enquanto a idade média no máximo puberal é de 14,5 anos. Utilizando a técnica de implantes, Bjork desenvolveu medições válidas e fiáveis das alterações mandibulares durante o crescimento nos homens e confirmou que o crescimento da mandíbula não é regular durante a infância e a adolescência, mas que ocorre em surtos.

1. Previsão do surto de crescimento pubertário

A idade dentária também não é um bom indicador. Um conjunto completo de dentes permanentes não indica a conclusão do crescimento facial.[83,84] O crescimento do esqueleto facial continua após a puberdade, mas a quantidade de crescimento diminui de forma constante e, após a segunda década de vida, parece ser clinicamente insignificante.[5,51]

As insuficiências da idade cronológica como indicador biológico têm sido bem documentadas ao longo dos anos. Em 1965, o grupo[85] de Francis Johnston demonstrou uma discrepância considerável entre a idade cronológica e a idade esquelética em vários momentos do desenvolvimento e referiu que o momento cronológico da maturação esquelética apresenta uma variação significativa entre as crianças. Além disso, concluíram que a idade cronológica é um preditor ineficaz do estado de desenvolvimento. A idade cronológica fornece um meio conveniente de avaliar o desenvolvimento de um paciente, mas o seu erro argumenta que há espaço para melhorias. Outros indicadores, tais como eventos de desenvolvimento sequenciais que ocorrem em todo o esqueleto, podem fornecer um melhor meio de avaliar o estado de desenvolvimento de um indivíduo.[76]

Os métodos fiáveis para avaliar a paragem do crescimento são a sobreposição de traçados cefalométricos realizados com um intervalo mínimo de 6 meses e a espera até que não se verifiquem alterações do crescimento durante pelo menos um ano.[86] Outro método de avaliação consiste em efetuar a radiografia mão-punho e observar até que ponto as placas de crescimento estão fechadas.[74]

2. A mão e o pulso

Avaliação da maturação

Pelo menos em teoria, uma avaliação da idade esquelética de um indivíduo pode fornecer uma melhor avaliação do estádio atual de maturação e uma previsão mais eficiente do momento de acontecimentos futuros do que a idade cronológica ou o aparecimento de caraterísticas sexuais secundárias.[77,78,79]

A mão e o punho possuem convenientemente muitos ossos e epífises que amadurecem numa progressão bem definida ao longo do tempo e que também são facilmente avaliados numa única radiografia. Todd[87] criou um dos primeiros atlas que descreve a maturação progressiva dos ossos da mão e do pulso. O atlas de Todd apresentava padrões masculinos e femininos em intervalos de seis meses e também descrevia indicadores específicos de maturação caraterísticos de cada idade.

A maturação do punho tornou-se um método padronizado e extensivamente estudado para a avaliação da idade esquelética devido à sequência de fases de desenvolvimento reconhecíveis e à facilidade com que as radiografias podem ser obtidas. Esta progressão de eventos pode, por conseguinte, fornecer não só uma avaliação do estado de desenvolvimento, mas também pode ser utilizada para prever antecipadamente o estado de crescimento do doente durante a puberdade.[76]

É indubitável que a mão e o pulso passam por fases bem definidas durante o surto de crescimento na adolescência; no entanto, a fiabilidade destes eventos em termos de previsão do crescimento continua por demonstrar. Hagg e Taranger[77,88] analisaram mais de perto os eventos da mão/punho em torno do surto de crescimento pubertário e definiram o início, o pico e o fim do surto pubertário numa curva incremental não suavizada da altura. Centraram-se em três locais da mão como indicadores de maturidade: o sesamoide, a falange média do terceiro dedo e a falange distal do terceiro dedo.

Previsão do crescimento facial

Uma vez que foi demonstrado que existe uma relação temporal entre o surto de crescimento pubertário em estatura e a maturação do punho e também entre o surto de crescimento pubertário em estatura e o surto de crescimento facial, a investigação da correlação entre os eventos do punho e o surto de crescimento facial é um passo seguinte lógico. Bambha e Van Natta continuaram o trabalho anterior de Bambha[89] sobre a relação entre o crescimento facial na adolescência e a maturação do esqueleto, examinando filmes de pulso. Utilizaram os incrementos de Sella-Gnathion para definir o padrão de crescimento facial durante a adolescência e compararam-nos com o desenvolvimento esquelético da mão e do pulso na altura do surto.

Com base na discrepância entre a idade cronológica e esquelética e a progressão das alterações ósseas na mão e no punho, Fishman[90] estabeleceu um sistema de avaliação da maturação esquelética baseado em quatro fases de maturação óssea em seis locais anatómicos da mão e do punho. Fishman desenvolveu 11 Indicadores de Maturação Esquelética *(SMIs)* que abrangem todo o período de desenvolvimento do adolescente (Tabela 2 e Figura 13).

Tabela 2. Sequência de Fishman de Indicadores de Maturação do Esqueleto (*SMIs*).

SMI	Event
1	Epiphysis = diaphysis in 3rd finger, proximal phalanx
2	Epiphysis = diaphysis in 3rd finger, middle phalanx
3	Epiphysis = diaphysis in 5th finger, middle phalanx
4	Ossification of the adductor sesamoid of the thumb
5	Capping of the epiphysis in 3rd finger, distal phalanx
6	Capping of the epiphysis in 3rd finger, middle phalanx
7	Capping of the epiphysis in 5th finger, middle phalanx
8	Fusion of epiphysis and diaphysis in 3rd finger, Distal phalanx
9	Fusion of epiphysis and diaphysis in 3rd finger, proximal phalanx
10	Fusion of epiphysis and diaphysis in 3rd finger, middle phalanx
11	Fusion of epiphysis and diaphysis in radius

Em suma, parece haver um consenso geral de que o pico do surto de crescimento está correlacionado com certos estádios bem definidos, como o aparecimento do sesamoide; no entanto, não foram identificados eventos que possam avisar antecipadamente o início do surto. Embora as radiografias da mão e do punho não tenham conseguido gerar previsões eficientes para o início do surto, a evidência de uma progressão através de estágios bem definidos de maturação esquelética durante a puberdade levou ao estudo de outras áreas do corpo. Para os ortodontistas, as vértebras cervicais não só sofrem mudanças bem definidas, mas também são visíveis num cefalograma lateral de rotina.76

3. As Vértebras Cervicais

Avaliação e previsão da estatura

Lamparski[91] investigou uma amostra transversal de 72 mulheres e 69 homens dos dez aos quinze anos de idade e desenvolveu uma série de normas para a avaliação da idade esquelética com base na segunda à sexta vértebras cervicais *(C2-C6).* Lamparski separou os sexos feminino e masculino e organizou os cefalogramas laterais para cada idade numa série do menos para o mais maduro com base no desenvolvimento vertebral. De seguida, escolheu a radiografia mediana de cada série como padrão de desenvolvimento para essa idade específica. Os padrões para cada idade cronológica foram então organizados para fornecer uma série de padrões (ver Figuras 14 e 15). Lamparski[91] identificou dois indicadores específicos de maturidade nas vértebras cervicais para ajudar na avaliação: o início e o desenvolvimento de concavidades no bordo inferior do corpo vertebral e o aumento da altura do corpo vertebral, de cónico a retangular, a quadrado e a mais alto do que largo. Para validar os seus padrões vertebrais como meio de avaliar a maturação, Lamparski comparou-os com os estádios da mão e do pulso e não encontrou diferenças significativas entre os dois métodos. Os padrões para homens e mulheres eram os mesmos, mas as mulheres amadureciam mais cedo. Lamparski concluiu que os padrões vertebrais podiam ser utilizados para avaliar com exatidão a idade do esqueleto. Esta conclusão, naturalmente, levanta a questão do significado clínico - o significado preditivo - da própria idade esquelética.[76]

Hassel e Farman[92] aplicaram os padrões de Lamparski a uma amostra transversal de 220 indivíduos do Bolton-Brush Growth Study Center para investigar melhor as alterações nas vértebras cervicais. Colocaram 10 mulheres e 10 homens em cada um dos onze grupos correspondentes aos *SMIs* de Fishman e, em seguida, emparelharam os traçados de cada sujeito da segunda à quarta vértebras cervicais com o filme correspondente do punho. Hassel e Farman identificaram seis estágios de maturação vertebral e criaram um índice que definiu mais detalhadamente as mudanças nas vértebras (Ver Tabela 3 e Fig. 16). Como Hassel e Farman[92] combinaram os estágios vertebrais com os *SMIs* de Fishman, um avaliador presumivelmente poderia estimar o potencial de crescimento restante de um indivíduo a partir das vértebras.

Tabela 3. Estádios de maturação das vértebras cervicais de Hassel e Farman

Stage	Description
1. Initiation	Very significant amount of adolescent growth expected C2, C3, and C4 inferior vertebral body borders are flat. Superior vertebral borders are tapered posterior to anterior.
2. Acceleration	Significant amount of adolescent growth expected. Concavities developing in lower borders of C2 and C3. Lower border of C4 vertebral body is flat. C3 and C4 are more rectangular in shape.
3. Transition	Moderate amount of adolescent growth expected Distinct concavities seen in lower borders of C2 and C3. C4 developing concavity in lower border of vertebral body. C3 and C4 are rectangular in shape.
4. Deceleration	Small amount of adolescent growth expected Distinct concavities in lower borders of C2, C3, and C4. C3 and C4 are nearly square in shape.
5. Maturation	Insignificant amount of adolescent growth expected. Accentuated concavities on inferior borders of C2, C3, and C4. C3 and C4 are square in shape
6. Completion	Adolescent growth is completed. Deep concavities are present on inferior borders of C2, C3, and C4. C3 and C4 heights are greater than widths.

Previsão do crescimento facial

Bernard[93] utilizou os padrões de Lamparski numa tentativa de prever o momento do surto de crescimento facial. Ele encontrou um erro considerável entre os observadores no estadiamento das vértebras, com discrepâncias de até três anos, e relatou que o erro inerente aos padrões de Lamparski os tornava inadequados para a previsão. Com base em erros semelhantes de raiz quadrada média (desvios padrão de erro) para a previsão da idade esquelética e cronológica, Bernard concluiu que as vértebras cervicais não ofereciam nenhuma vantagem marcante sobre a idade cronológica para avaliar a idade esquelética e que a idade esquelética pode ser de valor limitado na previsão do crescimento facial.

McNamara[94] e colaboradores investigaram o crescimento mandibular em relação à maturação das vértebras cervicais e à altura corporal em 15 mulheres e 9 homens. Eles modificaram os padrões de maturação vertebral de Lamparski (Figura 17) para permitir a avaliação de homens e mulheres. Traçaram cefalogramas laterais de cada indivíduo para os 6 estádios vertebrais cervicais consecutivos *(Cvs1-6)*. Eles relataram que 100% dos homens e 87% das mulheres tiveram seu pico de altura corporal entre *Cvs3* e *Cvs4;* altura e comprimento mandibular (Co-Gn) mostraram aumentos incrementais significativos durante este intervalo em comparação com o intervalo anterior, *Cvs2* a *Cvs3*. O grupo de McNamara[94] caracterizou as diferenças entre os estágios por meio de estatísticas descritivas, mas não relatou a variância do erro em seu método na previsão do momento do crescimento facial e estatural.

Existem poucos estudos disponíveis para ajudar o clínico a determinar o momento aproximado da colocação do implante relativamente à paragem do crescimento craniofacial.[95] Uma vez que os implantes se comportam como dentes anquilosados[65,95,96] , a implantação precoce pode levar à submersão da coroa do implante e produzir um desastre estético e periodontal.[35]

Muitos trabalhadores examinaram a previsão do pico ou de futuros incrementos do crescimento mandibular por meio das vértebras cervicais; no entanto, a eficiência das escalas vertebrais como preditor ainda não foi testada. Em suma, ainda não foi demonstrado que o surto de crescimento facial possa ser previsto eficazmente por qualquer método vertebral cervical contemporâneo.[76]

7. RESUMO E CONCLUSÃO

Os implantes dentários são cada vez mais utilizados para substituir dentes em falta e oferecem uma taxa de sucesso de cerca de 90-95% após 10 anos. Os implantes ganharam uma enorme popularidade como modalidade de tratamento para a substituição de dentes perdidos em adultos. Existe uma vasta investigação sobre a utilização de implantes em adultos, mas há uma escassez de dados disponíveis sobre a mesma utilização em adolescentes. O planeamento do tratamento e a execução da colocação de implantes em adolescentes ainda está a dar os primeiros passos.

O sucesso a longo prazo dos implantes orais em casos parcialmente edêntulos tem sido a base para outros clínicos alargarem a utilização de implantes a pacientes mais jovens nos quais faltam dentes devido a agenesia e/ou traumatismo. A anodontia, primária ou adquirida, cria ocasionalmente a oportunidade para a utilização de implantes dentários.

A utilização de implantes em adolescentes é pouco frequente porque o cirurgião-dentista está preocupado com os "surtos de crescimento" relacionados com a maxila e a mandíbula. Se seguir corretamente as indicações e o calendário de colocação dos implantes, a previsibilidade do seu sucesso não será um problema para ele. Sempre houve uma controvérsia relativamente à colocação de implantes em crianças e adolescentes, com poucos investigadores e clínicos a defenderem a sua utilização neste grupo de pacientes e alguns outros a contra-indicarem estritamente a sua utilização.

As próteses removíveis sempre foram uma opção em crianças com bocas parcialmente edêntulas. Não só não são aceites pelos pacientes mais jovens, como podem levar a um aumento da taxa de cáries, aumento da reabsorção alveolar residual e outras complicações periodontais. Uma vez que as próteses removíveis e as pontes de condicionamento ácido são desconfortáveis e incómodas, os pacientes jovens e os seus pais insistem frequentemente em reduzir o tempo de espera e colocar implantes o mais rapidamente possível.

Além disso, o risco de reabsorção óssea alveolar contínua após a extração dentária encoraja o clínico a avançar imediatamente com os implantes orais. Na ausência de dentes maxilares, as cristas alveolares não se desenvolverão e a maxila permanecerá subdesenvolvida, tanto sagital como verticalmente. Em contrapartida, o crescimento mandibular não depende da presença de dentes. Portanto, na presença de hipodontia ou anodontia, a relação entre os dois maxilares tenderá a ser desproporcional com o desenvolvimento da classe III, à medida que o crescimento continua durante o período normal de crescimento. Além disso, factores fisiológicos e psicológicos aumentam a pressão para iniciar um tratamento precoce.

A idade cronológica não é suficiente para estimar a paragem do crescimento. A sobreposição de traçados de radiografias cefalométricas em série, tiradas com um intervalo de pelo menos 6 meses (aguardando até que não se observe qualquer alteração no crescimento durante um período de 1 ano) é provavelmente o método mais fiável, embora exija muito tempo e irradiação e possa atrasar desnecessariamente a inserção do implante. Foi demonstrado que o momento do desenvolvimento da mão, do pulso e das vértebras cervicais tem, pelo menos, uma correlação moderada com o pico de crescimento em altura e com o esqueleto facial. O estado de crescimento esquelético pode ser avaliado com bastante exatidão comparando uma radiografia convencional da mão e do pulso com um atlas padronizado do desenvolvimento ósseo da mão e do pulso. Os indicadores da radiografia da mão e do pulso podem ser utilizados para situar um doente na área geral da curva de crescimento. Quando o crescimento pubertário estiver concluído, pode começar-se a considerar a colocação de implantes.

Na prática dentária atual, o plano de tratamento para espaços edêntulos inclui sempre a opção de implantes. Estes não só ajudam a proporcionar um melhor estilo de vida, como também reabilitam o paciente para uma função mastigatória mais normal. O cirurgião-dentista tem a responsabilidade de responder às exigências crescentes de um "paciente consciente".

Embora os implantes num doente jovem tenham vantagens, como a melhoria da qualidade óssea, uma boa osteointegração, a cicatrização de feridas e um estado saudável do indivíduo, todos estes factores são anulados por um fator principal, ou seja, o crescimento. Assim, a colocação de um implante deve ser adiada até à puberdade ou após a ocorrência de um surto de crescimento da criança. Os pacientes e as famílias devem ser informados do facto de que a colocação de implantes antes da conclusão do crescimento pode comprometer o resultado estético a longo prazo, uma vez que as restantes alterações no processo de crescimento alveolar não serão acompanhadas pelo implante.

REFERÊNCIAS

1. Brunette, DM; Tengvall, P; Textor, M. & Thomsen, P. Titanium in medicine: material science, surface science, engineering, biological responses, and medical applications. Berlim, Alemanha: Springer.2001
2. Ballo AM, Omar O, Xia W, Palmquist A. Superfícies de implantes dentários - propriedades físico-químicas, desempenho biológico e tendências. Implantologia - uma prática em rápida evolução. 2009;1:19-56.
3. Volz U, Blaschke C. Reconstrução sem metal com implantes de zircónia e coroas de zircónia. QJTD 2004;4:324-30.
4. Brahim JS. Implantes dentários em crianças. Oral Maxillofac Surg Clin North Am. 2005;17:375-81.
5. Agarwal N, Godhi BS, Verma P. Implante pediátrico - um dilema clínico. J oral health comm. Dent. 2012;6:109-12.
6. Oesterle LJ, Cronin RJ, Ranly DM. implantes maxilares e o paciente em crescimento. J oral maxillofac implants 1993;8:377-87.
7. Implantologia fácil. Introdução, história e utilização de implantes. 2006:1-8.
8. Implantes dentários - uma revisão exaustiva. História e revisão. 2008;12-14.
9. Kohal RJ, Att W, Bachle M, Butz F. Pilares de cerâmica e implantes orais de cerâmica. Uma atualização. Periodontol 2000. 2008;47:224-43.
10. Kawahara H, Kawahara D. A história e o conceito de implante. Implantes dentários.2005;1-17.
11. Op Heij DG, Opdebeeck H, van Steenberghe D, Quirynen M. A idade como fator de compromisso para a inserção de implantes. Periodontol 2000. 2003;33:172-84.
12. Kumara S, Nichani MH, Rekha CV. Implantes dentários em crianças e adolescentes. Ind J Multidiscip dent. 2010;1:50-54.
13. Bjork A. Crescimento da maxila em três dimensões como revelado radiograficamente pelo método do implante. Br J Orthod 1977;4:53-64.
14. Bjork A. Cranial base development - A follow-up x-ray study of the individual variation in growth occurring between the ages of 12 and 20 years and its relation to brain case and face development. AM J Orthod 1955;41:198-225.
15. Voss R, Freng A. Crescimento das arcadas dentárias após a ablação da sutura palatina mediana: Um estudo no gato doméstico. J Maxillofac Surg 1982;10:259-263.
16. Freng A. Crescimento da largura das arcadas dentárias após extirpação parcial da sutura palatina mediana no homem. Scand J Plast Reconstr Surg 1978;12:267-272.

17. Lavelle CL. Um estudo do crescimento da arcada dentária e do corpo. Angle Orthod 1976;46:361-364.

18. Knott V. Estudo longitudinal da largura das arcadas dentárias em quatro fases da dentição.Angle Orthod 1972;42:387-394.

19. Moyers RE, Van der Linden FP, Riolo ML, McNamara JA Jr. Padrões de desenvolvimento oclusal humano. Monografia 5. Série Crescimento Craniofacial. Ann Arbor, Univ of Michigan Press, 1976.

20. Moorrees CFA, Gron AM, Lebret LM, Yen PK. Frohlich FJ. Estudos de crescimento da dentição. Am J Orthod 1969;55:600-616.

21. DeKock WH. Profundidade e largura da arcada dentária estudadas longitudinalmente desde os 12 anos de idade até à idade adulta. Am J Orthod 1972;62:56-66.

22. Jones B, Meredith H. Mudança vertical nas porções óssea e odôntica da face humana entre as idades de 5 e 15 anos. Am J Orthod 1966;52:902-921.

23. Rilo ML, Moyers RE, McNamara JA Jr, Hunter WS. An Atlas of Craniofacial Growth, monografia 2, Craniofacial Growth Series. Ann Arbor, MI: Univ of Michigan Press, 1979.

24. Cronin RJ, Oesterle LJ, Ranly DM. Implantes mandibulares e o paciente em crescimento. Int J Oral Maxillofac Implants 1994;9:55-62.

25. Bjork A. Variações no padrão de crescimento da mandíbula humana: Um estudo radiográfico longitudinal pelo método do implante. J Dent Res 1963;42:400-411.

26. Holcomb AE, Meredith HV. Largura das arcadas dentárias nos caninos decíduos em crianças brancas dos 4 aos 8 anos de idade. Growth 1956;20:159-177.

27. Moorrees CFA, Reed RB. Changes in dental arch dimensions expressed on the basis of tooth eruption as a measure of biological age (Alterações nas dimensões da arcada dentária expressas com base na erupção dentária como medida da idade biológica). J Dent Res 1965;44:129-141.

28. Mankani N, Chowdhary R, Patil BA, Nagaraj E, Madalli P. Implantes dentários osseointegrados em crianças em crescimento: uma revisão da literatura.J Oral Implantol. 2014 Oct;40(5):627- 31.

29. Ladda R, Gangadhar SA, Kasat VO, Bhandari AJ. Tratamento protético da displasia ectodérmica hipohidrótica com anodontia: Um relato de caso em paciente pediátrico e revisão da literatura. Anais da Investigação em Ciências Médicas e da Saúde. 2013;3:277-81.

30. Guckes AD, McCarthy GR, Brahim J. Utilização de um implante endósseo numa criança de 3 anos com displasia ectodérmica: relato de caso e acompanhamento de 5 anos. Pediatr Dent. 1997;19:282- 5.

31. Metz JE. Implantes em pacientes em crescimento. Relatório sobre Dentisteria Protética.

2010;4:12-16.

32. Sarkar RR. Agenesia dentária: Expressão completa e parcial de uma síndrome. Ind J Oral Sciences 2013;4:99-102.

33. Vinodh S, Manikandan S, Mathian VM, Gawthaman M, Karunakaran R. Oligodontia não sindrómica: relato de um caso raro. J Ind Academy of Dental Specialist Researchers. 2014;1:43-46.

34. Cronin RJ, Oesterle LJ. Utilização de implantes em pacientes em crescimento. Dent Clin North Am 1998;42:1-
3 5.

35. Mehrali MC, Baraoidan M, Cranin AN. Utilização de implantes endósseos no tratamento de pacientes adolescentes com traumatismos. N Y State Dental J 1994;60:25-29.

36. Escobar V, Epker BN. Crescimento ósseo alveolar em resposta a implantes endósseos em dois pacientes com displasia ectodérmica. Int J Oral Maxillofac Surg 1998;27:445-447.

37. Ledermann PD, Hassel TM, Hefti AF. Implantes dentários osseointegrados como terapia alternativa à construção de pontes ou à ortodontia em pacientes jovens: Sete anos de experiência clínica. Peadiatr Dent 1993;15:327-332.

38. Westwood RM, Duncan JM. Implantes em adolescentes: uma revisão da literatura e relatos de casos. Int J Oral Maxillofac Implants 1996;11:750-55.

39. Bergendal T, Eckerdal O, Hallonsten AL, Koch G, Kurol J, Kvint S. Implantes osseointegrados na habilitação oral de um rapaz com displasia ectodérmica: relato de um caso. Int Dent J. 1991;41:149-56.

40. Smith RA, Vargervik K. Colocação de um implante endósseo numa criança em crescimento com displasia ectodérmica. Oral Surg Oral Med Oral Pathol 1993;75:669-673.

41. Johansson G, Palmqvist S, Svenson B. Efeitos da colocação precoce de um implante dentário unitário. Relato de um caso. Clin Oral Implants Res. 1994;5:48-51.

42. Brugnolo E, Mazzocco C, Cordioli G, Majzoub Z. Achados clínicos e radiográficos após a colocação de implantes dentários unitários em pacientes jovens - relatos de casos. Int J Periodont Rest Dent 1996;16:421-433.

43. Iris H, Solow B. Erupção contínua dos incisivos e primeiros molares superiores em raparigas dos 9 aos 25 anos, estudada pelo método de implantes. Eur J Oethod 1996;18:245-56.

44. Kearns G, Sharma A, Perrott D, Schmidt B, Kaban L e Vargervik K. Colocação de implantes endósseos em crianças e adolescentes com displasia ectodérmica hereditária. Oral surgery, Oral pathology, Oral medicine, Oral radiology and Endodontics 1999;88:5- 10.

45. Becktor KB, Becktor JP, Keller EE. Análise do crescimento de um paciente com displasia ectodérmica tratado com implantes endósseos: um relato de caso. Int J Oral Maxillofac

Implants. 2001;16:864-74.

46. Guckes AD, Scurria MS, King TS, McCarthy GR, Brahim JS.Ensaio clínico prospetivo de implantes dentários em pessoas com displasia ectodérmica. J Prosthet Dent. 2002;88:21-5.

47. Rossi E e Andreasen JO. Crescimento do osso maxilar e posicionamento do implante num paciente jovem: um relato de caso. Jornal Internacional de Periodontia e Dentisteria Restauradora 2003;23:113-119.

48. Prachar P, Vanek J. Defeitos dentários tratados com implantes dentários em adolescentes. Scr Med (brno) 2003;76:5-8.

49. Sweeney IP, Ferguson JW, Heggie AA, Lucas JO. Resultados do tratamento de pacientes com displasia ectodérmica do adolescente tratados com implantes dentários. Int J Pediatr Dent. 2005;15:241- 48.

50. Alcan T1, Basa S, Kargül B. Análise do crescimento de um paciente com displasia ectodérmica tratado com implantes endósseos: Acompanhamento de 6 anos. J Oral Rehabil. 2006 Mar;33:175-82.

51. Fudalej P, Kokich VG, Leroux B. Determinação da paragem do crescimento vertical das estruturas craniofaciais para facilitar a colocação de implantes unitários. Am J Orthod Dentofacial Orthop. 2007;131:59-67.

52. Carmichael RP, Sa' ndor GKB, Habil. Dental Implants, Growth of the Jaws, and Determination of Skeletal Maturity (Implantes dentários, crescimento dos maxilares e determinação da maturidade esquelética) Atlas Oral Maxillofacial Surg Clin N Am 2008;16:1- 9.

53. Carmichael RP, Sa' ndor GKB, Habil. Implantes dentários no tratamento da oligodontia não sindrómica. Atlas Oral Maxillofacial Surg Clin N Am 2008;16:11-31.

54. Carmichael RP, Sa' ndor GKB, Habil. Implantes dentários no tratamento da oligodontia sindrómica. Atlas Oral Maxillofacial Surg Clin N Am 2008;16:33-47.

55. Sa' ndor GKB, Habil, Carmichael RP. Utilização de implantes dentários na gestão de malformações dentárias. Atlas Oral Maxillofacial Surg Clin N Am 2008;16:49-59.

56. Carmichael RP, Sa' ndor GKB, Habil. Utilização de implantes dentários no tratamento da fenda labial e palatina. Atlas Oral Maxillofacial Surg Clin N Am 2008;16:61-82.

57. Sa' ndor GKB, Habil, Carmichael RP. Reabilitação de traumatismos com implantes dentários. Atlas Oral Maxillofacial Surg Clin N Am 2008;16:83-105.

58. Sa' ndor GKB, Habil, Carmichael RP. Reconstrução de defeitos ablativos com implantes dentários. Atlas Oral Maxillofacial Surg Clin N Am 2008;16:107-123.

59. Sa' ndor GKB, Habil, Carmichael RP. Facilitação da ortodontia e da cirurgia ortognática com implantes dentários. Atlas Oral Maxillofacial Surg Clin N Am 2008;16:125- 135.

60. Sa' ndor GKB, Habil, Carmichael RP. Osteogénese de distração com implantes dentários. Atlas Oral Maxillofacial Surg Clin N Am 2008;16:137-146.

61. Stanford CM, Guckes A, Fete M, Srun S, Richter MKPercepções dos resultados da terapia com implantes em pacientes com síndromes de displasia ectodérmica. Int J Prosthodont. 2008;21:195- 200.

62. Bergendal B, Ekman A, Nilsson P. Falha de implantes em crianças pequenas com displasia ectodérmica: Uma avaliação retrospetiva da utilização e dos resultados do tratamento com implantes dentários em crianças na Suécia. Int J Oral Maxillofac Implants. 2008;23:20-4.

63. Alan KW, Klineberg I. Implantes dentários em pacientes com displasia ectodérmica e agenesia dentária: Uma revisão crítica da literatura. Int J Prosthodont 2009;22:268-76.

64. Thilander B, Odman J, Grondahl K, Lekholm UAspectos dos implantes osseointegrados inseridos em maxilares em crescimento. Um estudo biométrico e radiográfico num porco jovem. Eur J Orthod. 1992;14:99-109.

65. Sennerby L, Odman J, Lekholm U e Thilander B. Reacções dos tecidos aos implantes de titânio inseridos em maxilares em crescimento: um estudo histológico no porco. Clinicl Oral Implants Research 1993: 4: 65-75.

66. Mishra SK, Chowdhary N, Chowdhary R. Implantes dentários em crianças em crescimento. J Indian Soc Pedo Prev Dent 2013;31:3-9.

67. Shah RA, Mitra DK, Rodrigues SV, Pathare PN, Podar RS, Vijayakar HN. Implantes em adolescentes. J Indian Soc Periodontol. 2013;17:546-548.

68. Koch G, Bergendal T, Kvint S, Johansson UB. Conferência de consenso sobre implantes orais em pacientes jovens. Goteberg: Graphic Systems AB; 1996.

69. Oesterle LJ. Considerações sobre implantes na criança em crescimento. Em: Higuchi KW, ed. Aplicações ortodônticas de implantes osseointegrados. Chicago, EUA: Quintessence publishing co. 2000:133-159.

70. Nunn JH, Carter NE, Gillgrass Tj, Hobson RS, Jepson NJ e Nohl FS. A gestão interdisciplinar da hipodontia: antecedentes e papel da odontopediatria. Br Dent J. 2003;194:245-251.

71. Sharma AB, Vargervik K. Utilizar implantes para a criança em crescimento. J Calif Dent Assoc. 2006;34:719-24.

72. Kearns G, Perrott DH, Sharma A, Kaban LB, Vargervik K. Colocação de implantes endósseos em fendas alveolares enxertadas. Cleft Palate Craniofac J. 1997;34:520-25.

73. Guckes AD, Brahim WS, McCarthy GR, Rudy SF, Cooper LF. Utilização de implantes dentários endósseos em pacientes com displasia ectodérmica. J Am Dent Assoc 1991;122:59-62.

74. Cronin RJ Jr, Oesterle LJ. Utilização de implantes em pacientes em crescimento.

Preocupações com o planeamento do tratamento. Dent Clin North Am 1998;42:1-34.

75. Behrents RG. A treatise on the continuum of growth in the aging craniofacial skeleton (Um tratado sobre o crescimento contínuo no esqueleto craniofacial em envelhecimento). Ann Arbor, Universidade de Michigan, Centro de crescimento e desenvolvimento humano 1985.

76. Mellion ZJ, Behrents RG, Johnston LE Jr.O padrão de crescimento do esqueleto facial e sua relação com vários índices comuns de maturação. Am J Orthod Dentofacial Orthop. 2013;143:845-54.

77. Hagg U, Taranger J. Indicadores de maturação e o surto de crescimento pubertário. Am J Orthod 1982;82:299-309.

78. Bjork A, Helm S. Previsão da idade de crescimento puberal máximo em altura do corpo. Angle Orthod 1967;37:134-143.

79. Bergersen EO. O surto de crescimento facial do adolescente do sexo masculino: a sua previsão e relação com a maturação esquelética. Angle Orthod 1972;42:319-338.

80. Hellman M. Changes in the human face brought brought about by development. Int J Orthod, Oral Surg, and Radiog 1927;13:475-516.

81. Hellman M. O rosto na sua carreira de desenvolvimento. Dent Cosmos 1935;77:685-699 e 777-787.

82. Goldstein M. Changes in dimensions and form of the face and head with age (Alterações nas dimensões e forma da face e da cabeça com a idade). Am J Phys Anthropol 1936;22:37-89.

83. Bambha JK, Van Natta PA. A longitudinal study of oclusion and tooth eruption in relation to skeletal maturation (Estudo longitudinal da oclusão e erupção dentária em relação à maturação esquelética). Am J Orthod 1959;45:847-855.

84. Lamons FP, Gray SW. Um estudo da relação entre a idade de erupção dos dentes, a idade de desenvolvimento do esqueleto e a idade cronológica em 61 crianças de Atlanta. Am J Orthod 1958;44:687-91.

85. Johnston FE, Hufham HP, Jr., Moreschi AF, Terry GP. Skeletal maturation and cephalofacial development (Maturação esquelética e desenvolvimento cefalofacial). Angle Orthod 1965;35:1-11.

86. Heij DGO, Opdebeeck H, Steenberghe DV, Kokich VG, Belser Urs, Quirynen M. Desenvolvimento facial, erupção dentária contínua e desvio mesial como factores de compromisso para a colocação de implantes. Jornal Internacional de Implantes Orais e Maxilofaciais 2006;21:867-78.

87. Todd TW. Atlas of Skeletal Maturation (Hand). St. Louis: Mosby; 1937.

88. Hagg U, Taranger J. Skeletal stages of the hand and wrist as indicators of the pubertal growth spurt. Ata Odontol Scand 1980;38:187-200.

89. Bambha J, Van Natta, P. Estudo longitudinal do crescimento facial em relação à maturação do esqueleto durante a adolescência. Am J Orthod 1963;49:481-493.

90. Fishman LS. Avaliação radiográfica da maturação do esqueleto. Um método clinicamente orientado baseado em filmes de mão-punho. Angle Orthod 1982;52:88-112.

91. Lamparski D. Skeletal age assessment using cervical vertebrae. [Tese de Mestrado não publicada] Pittsburgh: Universidade de Pittsburgh; 1972.

92. Hassel B, Farman AG. Avaliação da maturação do esqueleto utilizando as vértebras cervicais. Am J Orthod Dentofac Orthop 1995;107:58-66.

93. Bernard DO. Predeterminação da época do surto de crescimento facial utilizando as vértebras cervicais. [Tese de Mestrado não publicada] Cleveland: Case Western Reserve University; 1976.

94. Franchi L, Baccetti T, McNamara JA, Jr. Crescimento mandibular relacionado à maturação vertebral cervical e à altura corporal. Am J Orthod Dentofac Orthop 2000;118:335-340.

95. Thilander B, Persson M, Adolfsson U. Padrões Roentgen-cefalométricos para uma população sueca. Um estudo longitudinal entre os 5 e os 31 anos de idade. Eur J Orthod 2005;27:370-389.

96. Wehrbein H, Diedrich P. Implantes endósseos de titânio durante e após carga ortodôntica - um estudo experimental no cão. Clin Oral Implants Res 1993;4:76-82.

Números:

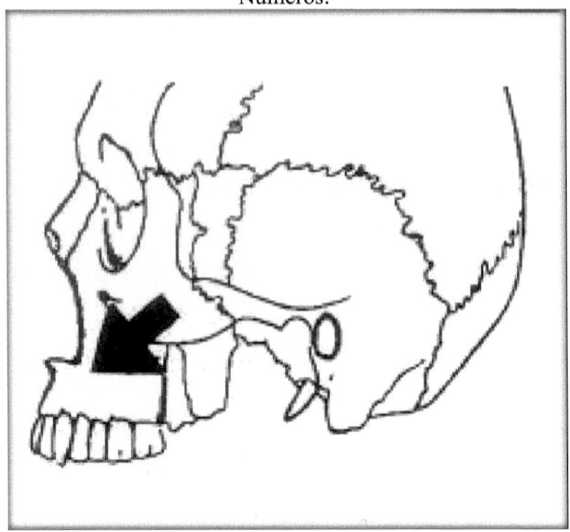

Fig. 1: Alterações anteroposteriores do crescimento da maxila. O crescimento normal da maxila é para baixo e para a frente (seta) em relação ao crânio.

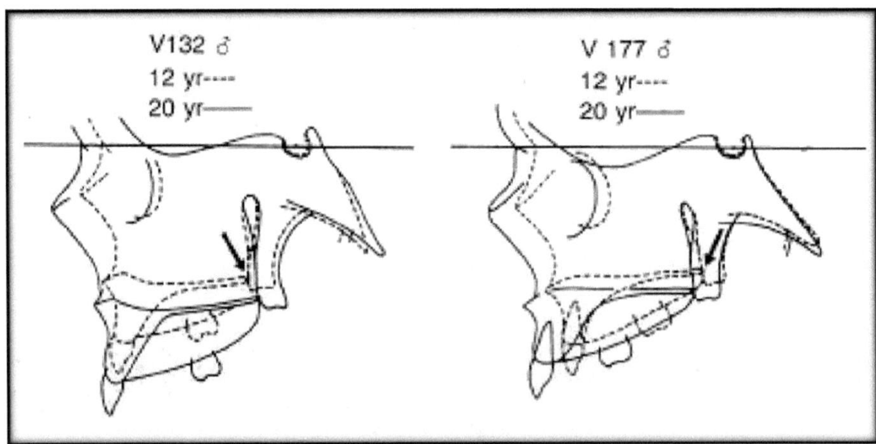

Fig. 2: A direção do crescimento maxilar pode variar consideravelmente, como demonstrado por estes dois doentes do estudo de Bjork.[14] A mandíbula do doente V132 cresceu mais para baixo do que para a frente, enquanto a mandíbula do doente V177 cresceu mais para a frente do que para baixo.

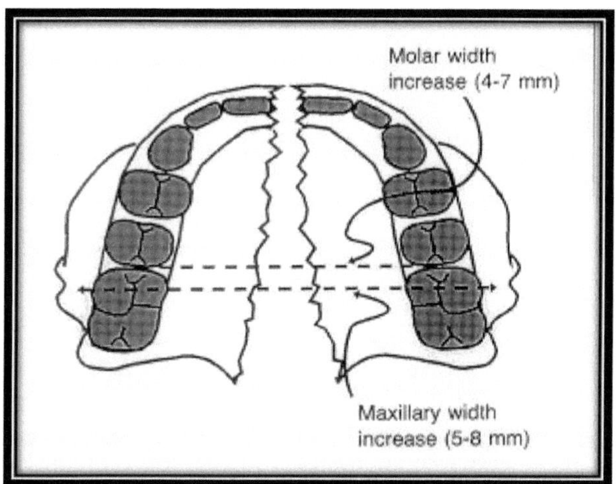

Fig. 3: Alterações transversais do crescimento do maxilar. O aumento médio da largura do osso maxilar varia de 5 a 8 mm dos 4 anos de idade até à idade adulta. O aumento da largura dos molares foi aproximadamente 1 mm menor do que o aumento da maxila

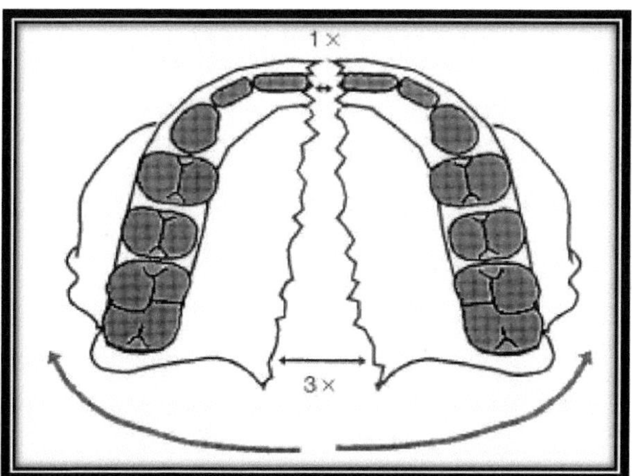

Fig. 4 : As alterações transversais do crescimento maxilar não são simétricas na sutura palatina mediana. O aumento da largura na porção posterior da sutura (6,7 mm) é três vezes maior do que o aumento na porção anterior do palato, dos 4 anos de idade até a idade adulta. Essa rotação faz com que os molares cresçam não só lateralmente, mas também anteriormente, contribuindo para a diminuição do comprimento da arcada observada durante o desenvolvimento. Nem todo o aumento da largura da maxila ocorre na sutura mento-palatina; 2 a 3 mm de crescimento ocorrem devido ao aumento do tamanho da maxila.

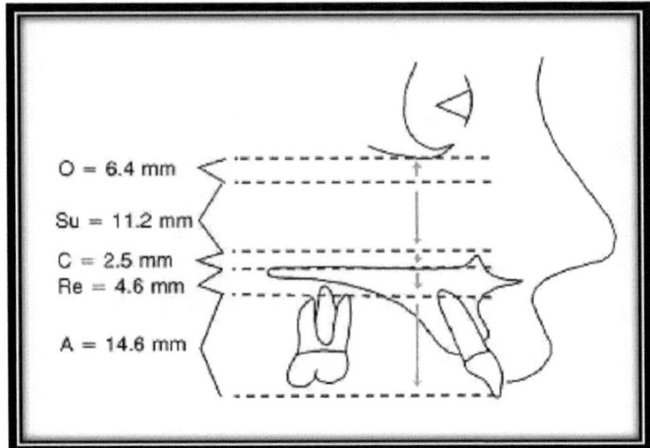

Fig. 5: Alterações verticais do crescimento maxilar. Variações médias de crescimento dos 4 anos ao adulto, adaptadas do estudo de Bjork.[13] O = quantidade de aposição no soalho da órbita. Su = quantidade de rebaixamento sutural do maxilar, que levaria um implante para baixo com o crescimento. C = quantidade de aposição na crista infrazigomática, levando a maxila para baixo. R = quantidade de rebaixamento reabsortivo do pavimento nasal. A = quantidade de aumento aposicional na altura do processo alveolar.

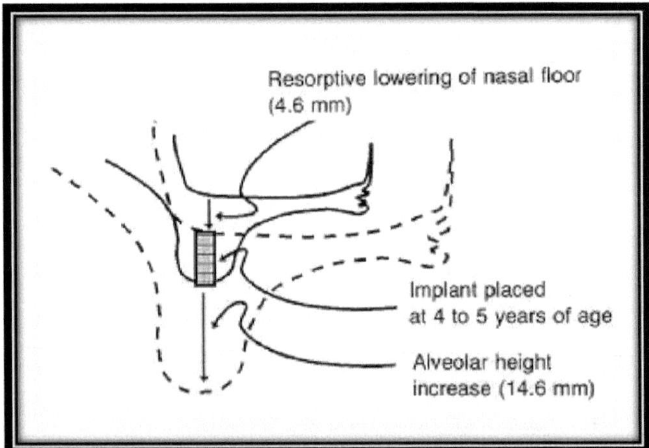

Fig. 6 : Um implante colocado na maxila em crescimento, aos 4 anos de idade, comportar-se-ia como um dente anquilosado, tal como observado em estudos anteriores.4,21 O aumento da altura alveolar por aposição e o abaixamento reabsortivo do pavimento nasal têm o maior efeito sobre o implante. O implante osseointegrado permaneceria estacionário no alvéolo, sendo soterrado pelo crescimento ósseo aposicional em sua superfície oclusal e exposto em sua superfície apical pelo rebaixamento reabsortivo da cavidade nasal e seios paranasais. Quanto mais próximo da idade adulta o implante for colocado, menor será o efeito adverso.

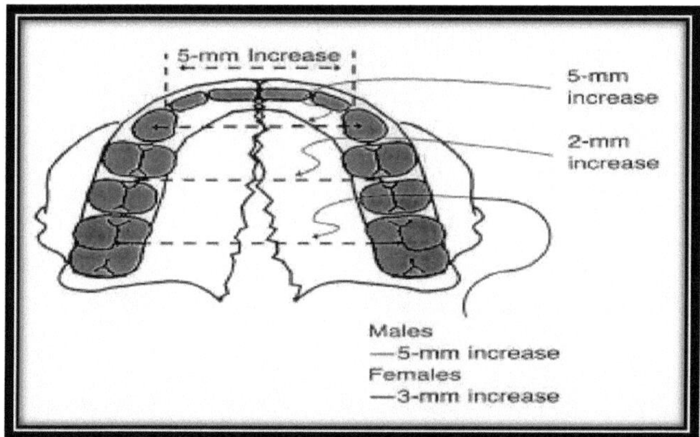

Fig. 7 : Alterações dentárias transversais na maxila. A largura da arcada na área dos incisivos laterais aumenta 6 mm com a erupção dos incisivos permanentes, seguida de uma diminuição de 1 mm na largura dos 9 aos 14 anos de idade, mas com poucas alterações após os 14 anos de idade, para um aumento líquido de 5 mm. A largura intercaninos aumenta em 3 mm à medida que os incisivos irrompem, com um aumento adicional de 2 mm após a erupção do canino, para um total de 5 mm de aumento na largura. A largura na área dos pré-molares aumenta 2 a 4 mm antes e durante a erupção dos pré-molares, seguida de uma diminuição de 0,5 a 1 mm e um resultado líquido de um aumento de 2 mm na largura entre os 4 e os 20 anos de idade. A largura dos primeiros molares permanentes aumenta quase 5 mm nos homens, mas apenas 3 mm nas mulheres, dos 6 aos 18 anos de idade. Os segundos molares mostram apenas um aumento de 2 mm nos homens e nenhum aumento de largura nas mulheres.

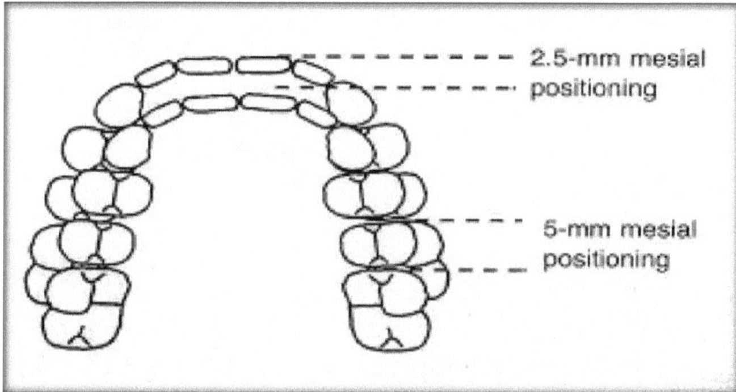

Fig. 8: Alterações dentárias antero-posteriores na maxila. O reposicionamento mesial da dentição maxilar ocorre durante o crescimento, com 5 mm de alteração na área dos incisivos e cerca de 4 mm na área dos molares permanentes, conforme relatado em alguns estudos, enquanto outro estudo com jovens de 10 a 21 anos de idade mostrou que os molares se moviam mesialmente 5 mm e os incisivos centrais superiores se moviam 2,5 mm. A diminuição da quantidade de movimento dos incisivos resulta num "empacotamento" dos incisivos contra a musculatura, com o possível apinhamento resultante.

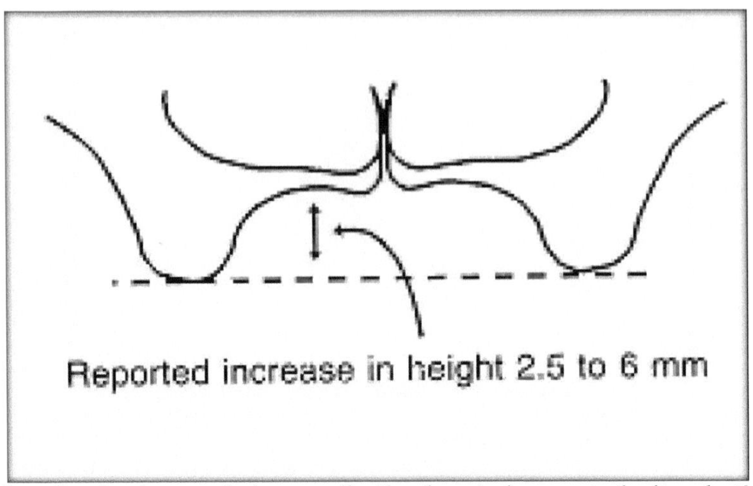

Fig. 9: Alterações alveolares verticais na maxila. Grande parte do aumento da altura dentária total é causada pelo tamanho maior dos dentes permanentes em comparação com os dentes decíduos. A maioria dos estudos relata um aumento na altura palatina posterior de 4 a 6 mm, com maior crescimento no sexo masculino do que no feminino.

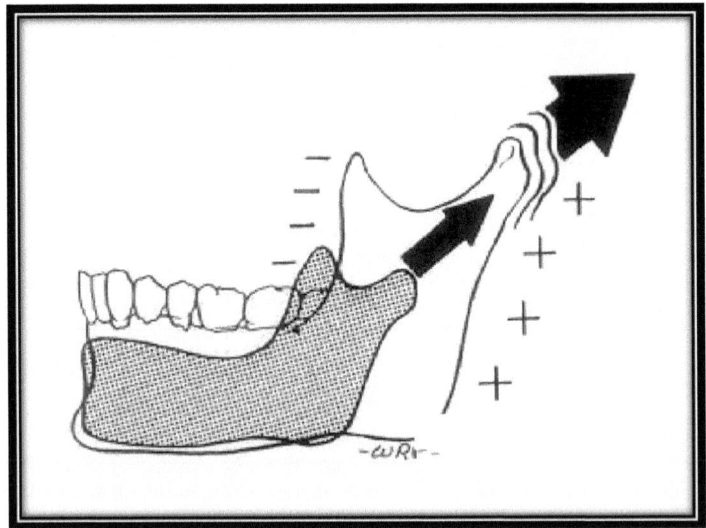

Fig. 10: Principais direcções do crescimento e da remodelação óssea. O crescimento do ramo é profundo na direção póstero-superior. Este crescimento é acompanhado pela remodelação do ramo anterior, resultando numa deslocação progressiva da mandíbula.

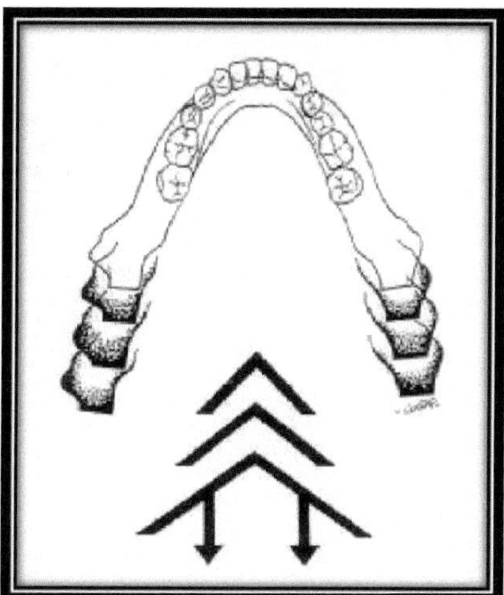

Fig. 11: A atividade de crescimento e remodelação produz um movimento para trás do ramo na direção horizontal. Este princípio de crescimento em V expansivo permite que a mandíbula, posicionada posteriormente, se alargue.

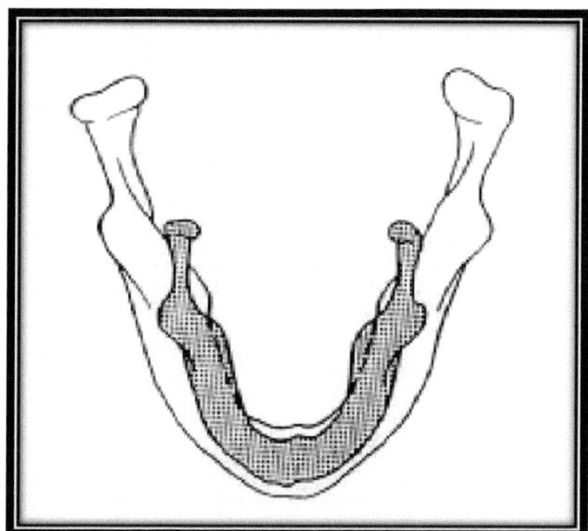

Fig. 12: O crescimento progride como um processo de remodelação para proporcionar o aumento da mandíbula. Notar alterações significativas de crescimento e remodelação lingual na área dos molares.

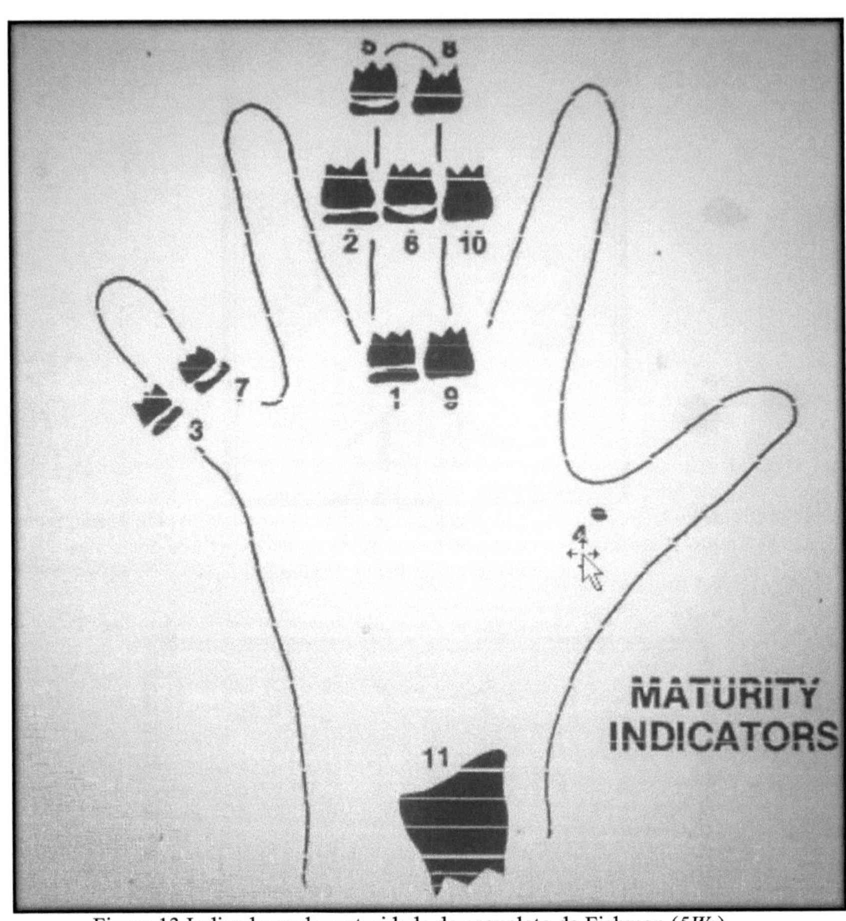

Figura 13 Indicadores de maturidade do esqueleto de Fishman (*5Ws*)

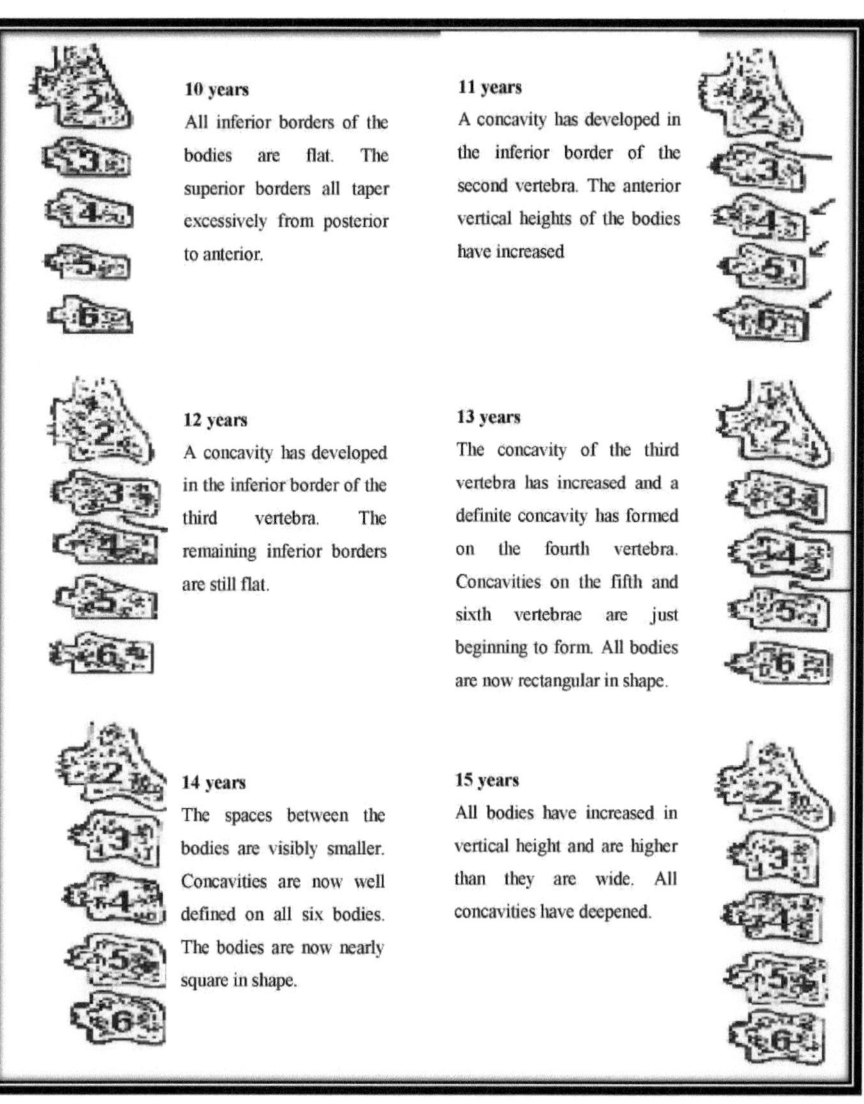

Figura 14 Padrões femininos de Lamparski

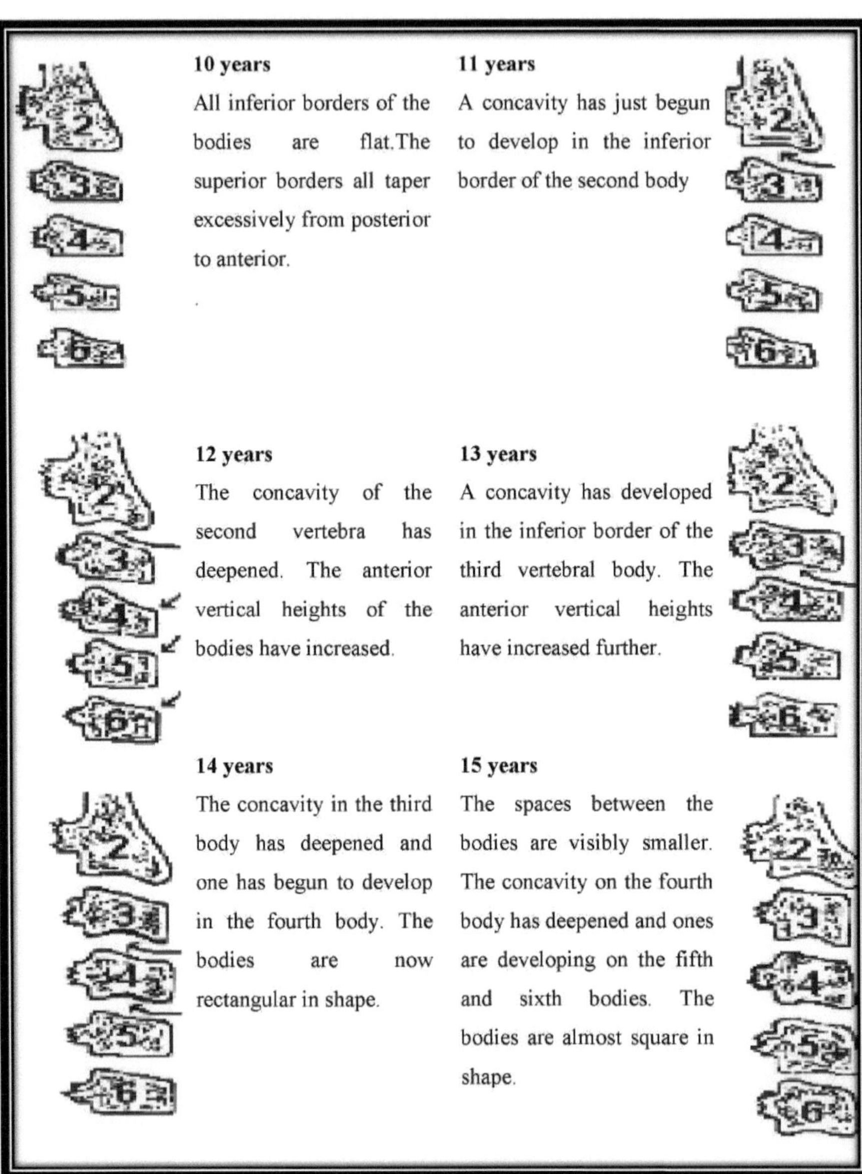

Figura 15 Padrões masculinos de Lamparski

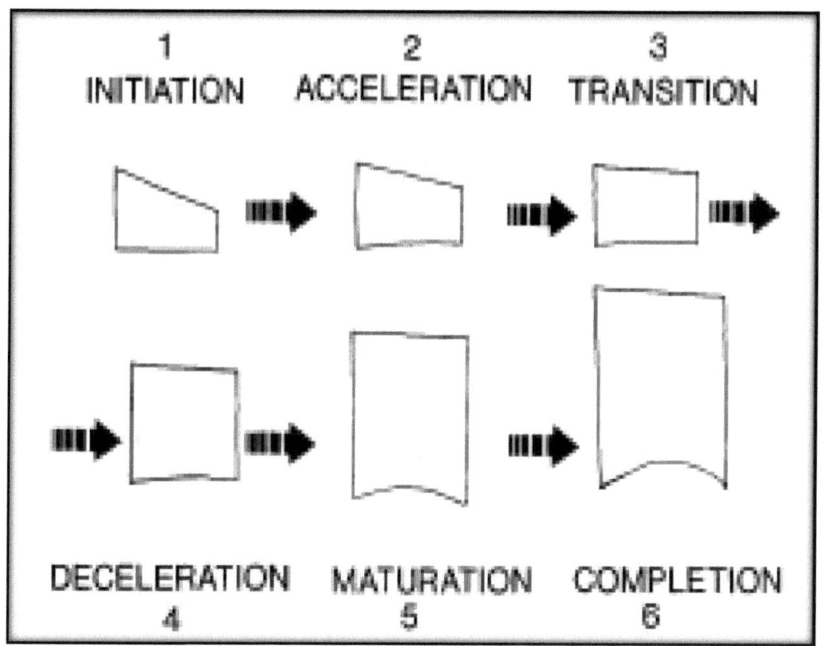

Figura 16 Indicadores de maturação das vértebras cervicais. Adaptado de Hassel e Farman.

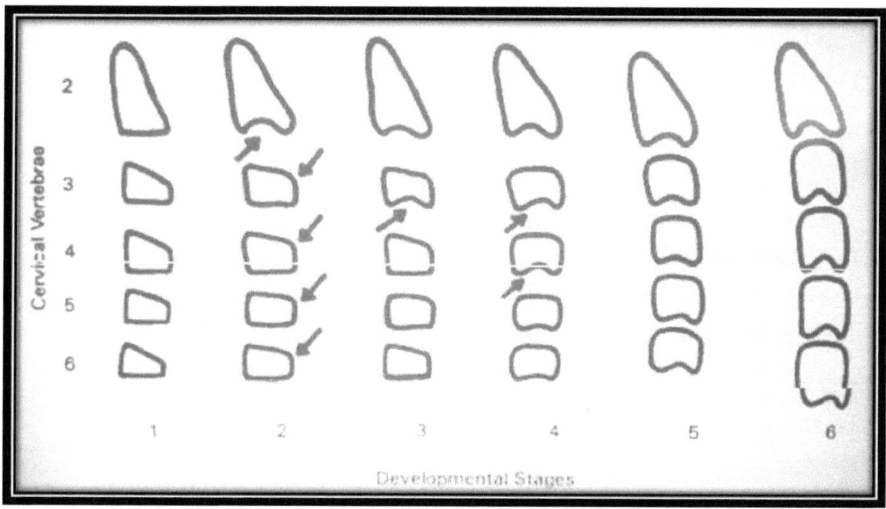

Figura 17. Estágios de desenvolvimento das vértebras cervicais conforme descrito por Franchi, Baccetti e McNamara. As setas indicam as principais caraterísticas de cada estágio. Adaptado de O'Reilly e Yaniello.

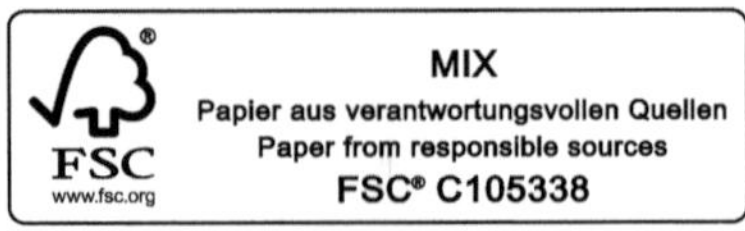

Printed by Books on Demand GmbH, Norderstedt / Germany